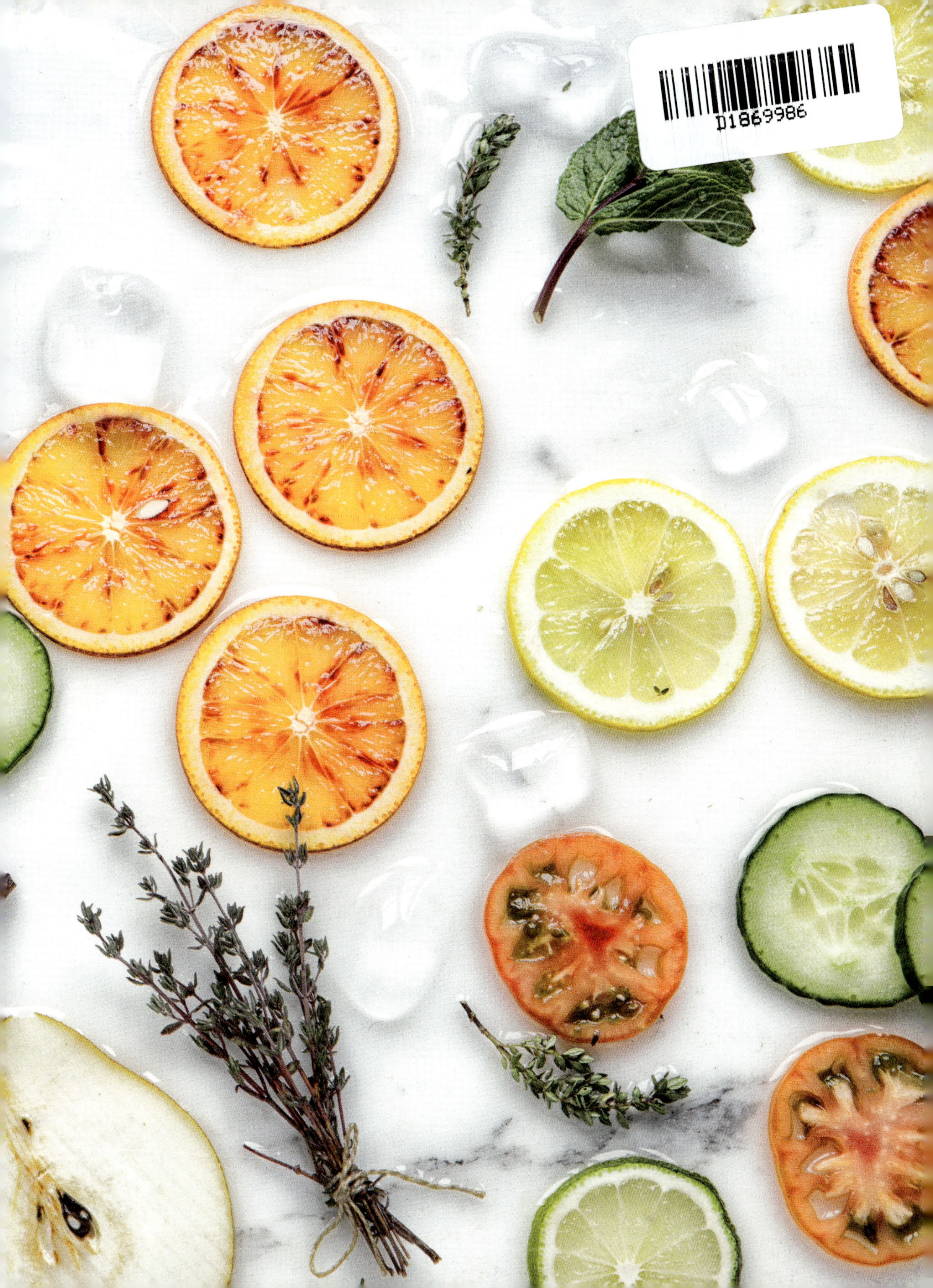

Sonia Lucano

Detox Wasser

vitaminreich – aromatisch – biologisch

Fotos von Frédéric Lucano
Styling von Sonia Lucano

Bassermann Inspiration

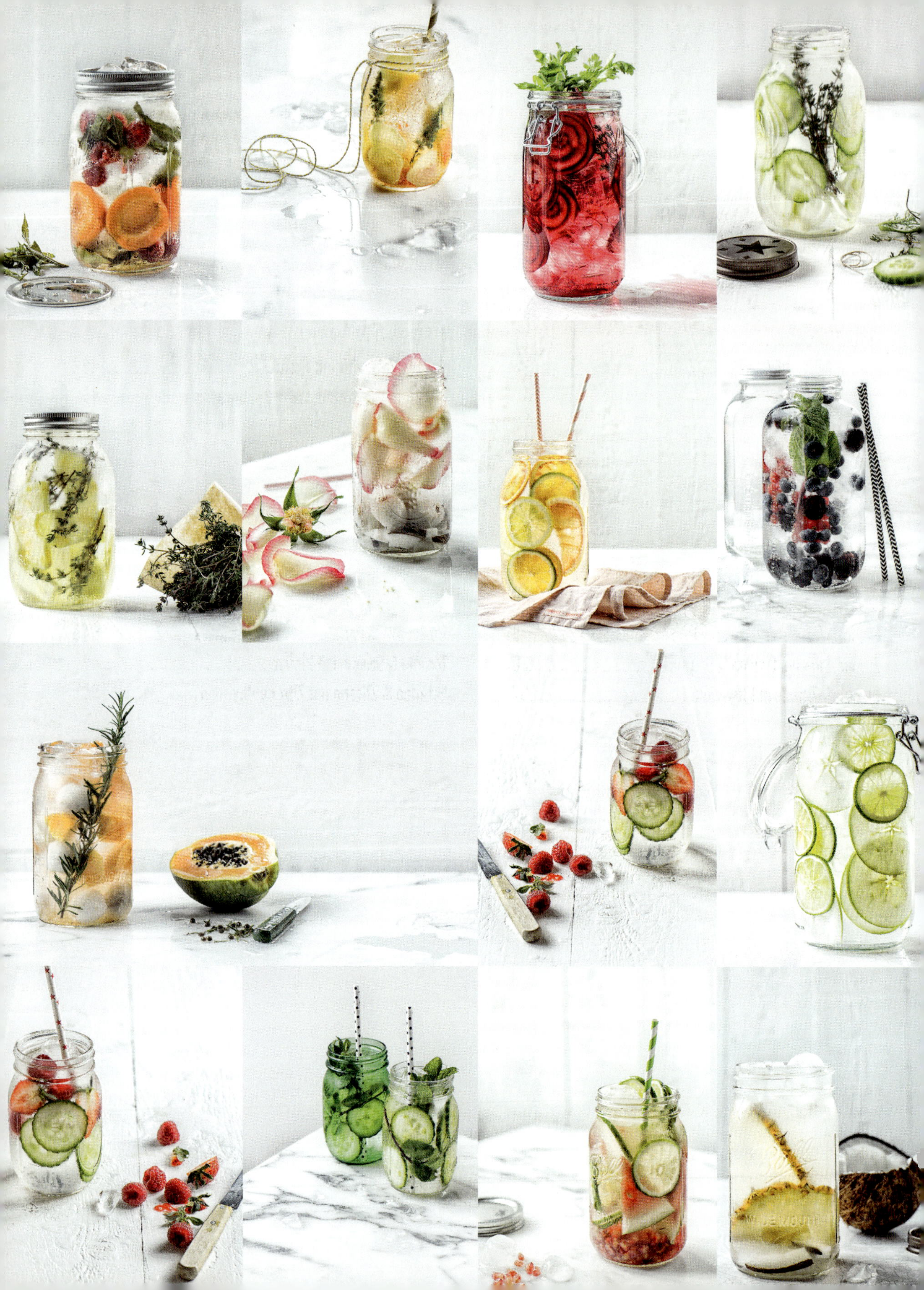

INHALT

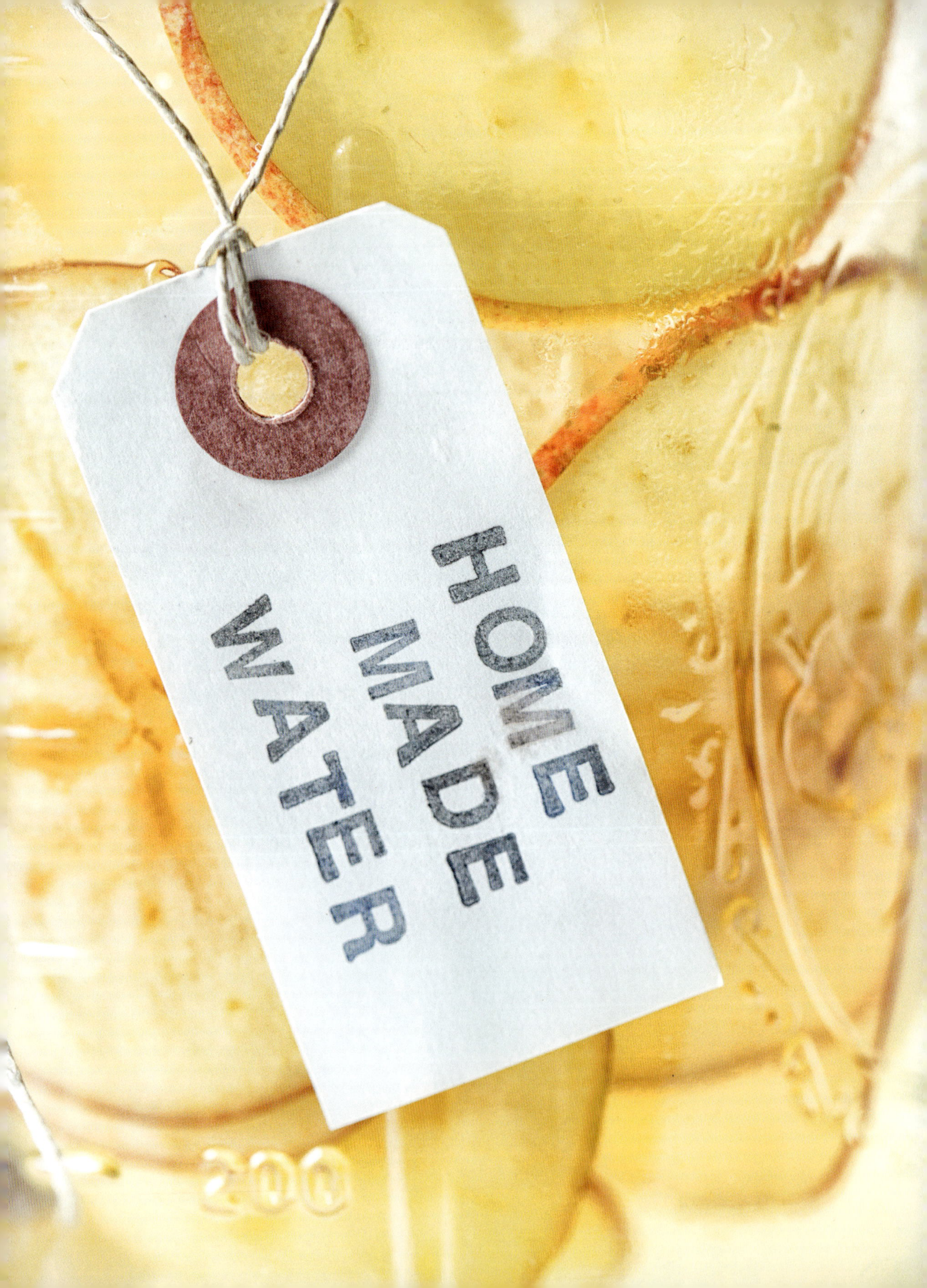
HOME
MADE
WATER

EINLEITUNG

Detoxwasser ist ein neuer, gesunder Trend aus den USA und eine echte Geschmackssensation! Dabei handelt es sich um Mineralwasser, das mit unterschiedlichsten Kombinationen aus Obst, Gemüse, Kräutern und Gewürzen aromatisiert wird und deshalb nicht nur unglaublich erfrischend ist, sondern auch positive gesundheitliche Wirkungen hat.

Dieses aromatisierte Wasser hat dank einfacher Zutaten wie Zitrone oder Gurke eine gewisse entgiftende Wirkung auf den gesamten Organismus, das heißt, es fördert die Ausleitung von Schadstoffen aus dem Körper und liefert gleichzeitig diverse Vitamine und Mineralien.

Detoxwasser kann ganz einfach zu Hause zubereitet werden und schmeckt nicht nur im Sommer. Sie benötigen nur ein Glas, Obst und/oder Gemüse, eventuell ein paar Kräuter oder Gewürze und Mineralwasser. Die Mischung wird über Nacht in den Kühlschrank gestellt, damit die Zutaten ihre Vitalstoffe an das Wasser abgeben, und am nächsten Tag haben Sie ein leckeres, gesundes Getränk!

Wenn Sie die 30 kreativen Vorschläge in diesem Band durchprobiert haben, lassen Sie sich doch auch einmal von Ihrer eigenen Inspiration leiten und kreieren Sie Ihre eigenen Detoxkombinationen.

Einige Tipps, bevor es losgeht

Zutaten: Greifen Sie vorzugsweise zu Obst und Gemüse in Bioqualität. Bioware muss nicht geschält werden, das spart Zeit und hat auch gesundheitliche Vorteile, denn in und direkt unter der Schale stecken besonders viele Vitalstoffe. Waschen Sie die Früchte gründlich und trocknen Sie sie gut. Schneiden Sie dann die Zutaten in mittelgroße Stücke oder in Scheiben. Zu klein oder zu dünn geschnitten, weichen einige Früchte sehr schnell auf und werden matschig (zum Beispiel Erdbeeren, Mangos). Außerdem gehen, je kleiner geschnitten wird, viel Saft und somit auch Vitamine verloren.

Utensilien: Sie benötigen ein Glas mit 500 ml Inhalt, das sich dicht verschließen lässt, damit das Wasser, wenn es im Kühlschrank zieht, keine Fremdgerüche annimmt. Ich verwende am liebsten Gläser mit Bügelverschluss. Das 500-ml-Format ist sehr praktisch, weil Sie Ihr Getränk am Abend zubereiten und am nächsten Morgen direkt daraus – mit einem Trinkhalm – trinken können und das Detoxwasser nicht erst filtern müssen. Natürlich können Sie aber auch große Schraubgläser, Einmachgläser oder andere verschließbare, säurebeständige Trinkgefäße verwenden.

Aufbewahrung: Das Detoxwasser sollte mindestens ein paar Stunden oder noch besser über Nacht im Kühlschrank durchziehen. Eine Nacht ist die optimale Zeitspanne, in der die Obst- und Gemüsestücke ihre Wirkstoffe an das Wasser abgeben können. In kaltem Wasser dauert es nämlich viel länger, Vitalstoffe aus den Pflanzenzellen herauszulösen, als in kochend heißem Wasser.
Der Kühlschrank ist der ideale Ort, denn niedrige Temperatur und Dunkelheit verlangsamen die Zersetzung von Vitalstoffen. Lassen Sie Ihr Detoxwasser höchstens bis zu 24 Stunden im Kühlschrank ziehen, sonst zerfallen die Vitamine und die Obst- und Gemüsestücke fangen an, sich zu zersetzen.

Anmerkung: Detoxwasser trägt nicht zum Energiehaushalt bei, da man das Obst und Gemüse ja nicht isst. Es ist mit Vitaminen (insbesondere B und C sowie Antioxidantien) und Mineralien angereichertes Wasser, das den Stoffwechsel ankurbelt. Zitronen, die reichlich Vitamin C liefern, fördern beispielsweise die Leberfunktion; Gurke hilft der Verdauung auf die Sprünge. Detoxwasser ist gesund, da es weder Zucker noch künstliche Zusätze enthält, und eine leckere Möglichkeit, auf die empfohlene tägliche Flüssigkeitszufuhr von ca. 1,5 Litern zu kommen. Wenn Sie das Detoxwasser getrunken haben, können Sie die übrig gebliebenen Fruchtstücke zum Beispiel in einem Müsli oder einem Joghurt verwerten.

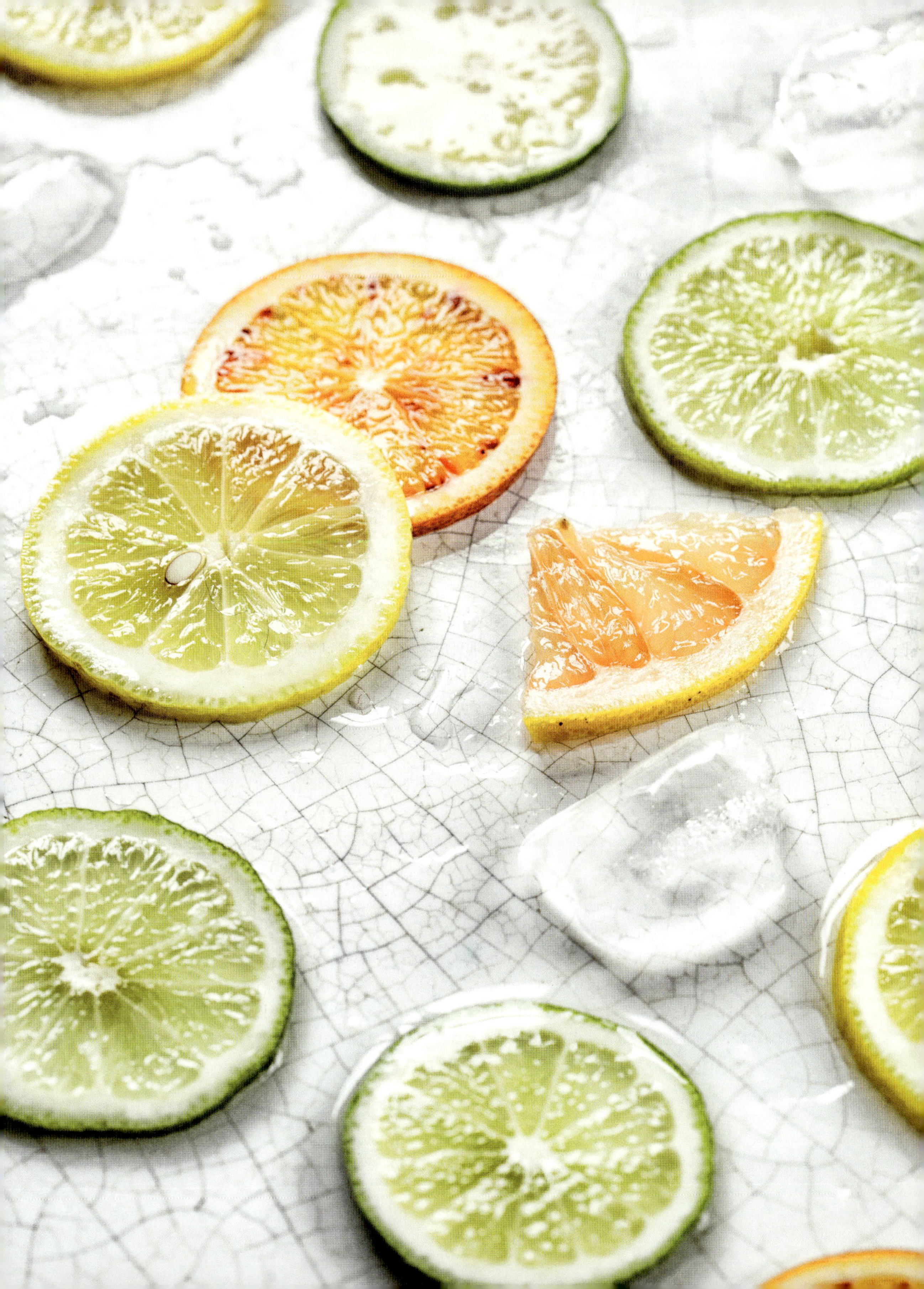

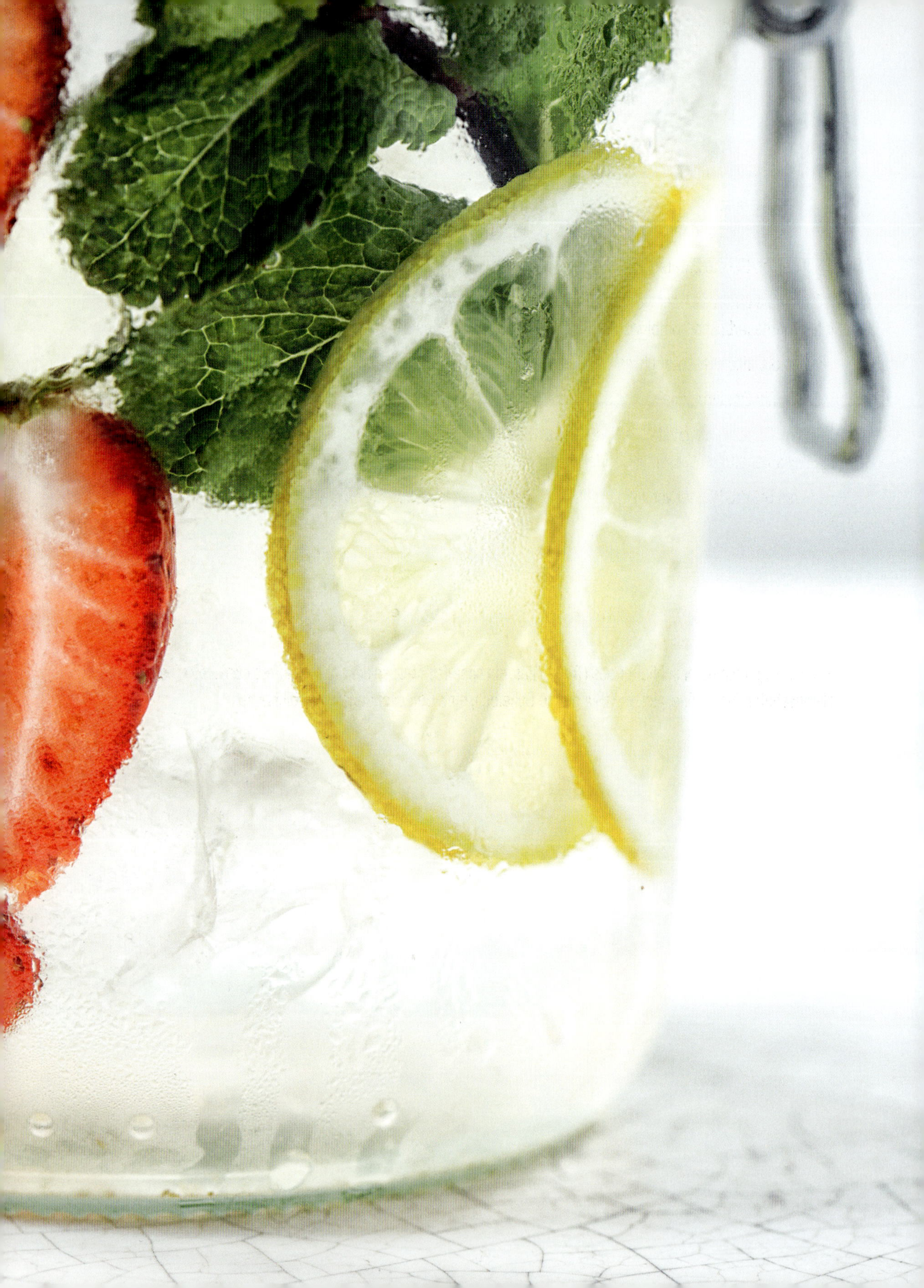

ZUBEREITUNG

- Wählen Sie vorzugsweise Obst, Gemüse und Kräuter in Bioqualität. Sie können vitaminschonend samt Schale verwendet und müssen nur gewaschen oder unter Wasser abgebürstet werden.
- Schneiden Sie die Zutaten in Würfel oder Scheiben.
- Geben Sie die Obst- oder Gemüsestücke in ein Glas. Achten Sie bei Ihren eigenen Kreationen auch auf interessante farbliche Kombinationen, damit Ihr Detoxwasser auch ein optischer Genuss ist.
- Fügen Sie frische Kräuter hinzu.
- Geben Sie Eiswürfel hinein.
- Füllen Sie das Glas mit stillem Mineralwasser auf. Wenn Sie es prickelnder mögen, können Sie natürlich kohlensäurehaltiges Wasser verwenden.
- Lassen Sie das Wasser vorzugsweise über Nacht, mindestens aber einige Stunden im Kühlschrank ziehen.

UTENSILIEN

Sie benötigen ein dicht schließendes (Trink-)Glas, ein scharfes Messer, ein Schneidebrett, eventuell einen Gemüsehobel für schöne, gleichmäßig dünne Scheiben, eine Gemüsebürste und Trinkhalme.

APFEL + LIMETTE

Für 1 Glas mit 500 ml • Zubereitung: 10 Min. • Schwierigkeitsgrad: einfach • Kosten: €

Die Zutaten

grüner Apfel (Granny Smith) .... ½
Limette .... ½
Mineralwasser .... etwa 400 ml
Eiswürfel

Das Rezept

1. Den Apfel waschen. Die Limette sorgfältig unter heißem Wasser abbürsten.

2. Apfel und Limette mit dem Gemüsehobel in feine Scheiben schneiden.

3. Die Apfelscheiben in das Glas füllen. Einige Eiswürfel und die Limettenscheiben zufügen. Das Glas bis zum Rand mit dem Mineralwasser auffüllen.

4. Das Glas verschließen und das Getränk über Nacht im Kühlschrank ziehen lassen, am nächsten Morgen mit einem Trinkhalm servieren.

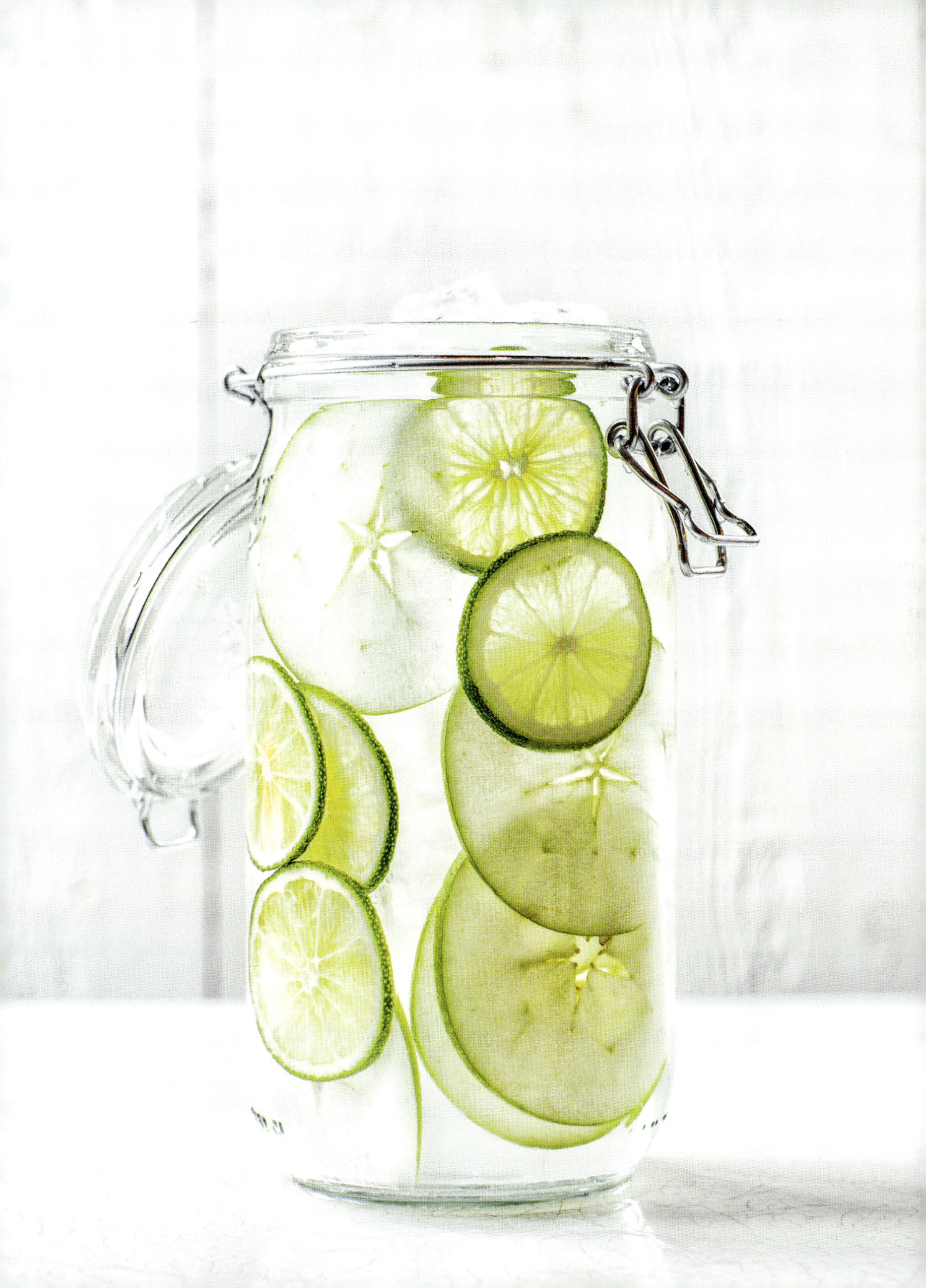

ANANAS + KOKOSNUSS

Für 1 Glas mit 500 ml • Zubereitung: 15 Min. • Schwierigkeitsgrad: einfach • Kosten: €€

Die Zutaten

Ananas .... ¼
Kokosnuss .... ¼
Kokoswasser .... 3 EL
Mineralwasser .... etwa 400 ml
Eiswürfel

Das Rezept

1. Ananas und Kokosnuss gründlich waschen. Die Ananas in Scheiben schneiden.

2. Die Kokosnuss mit einem Hammer aufbrechen und das Wasser in einer Schale auffangen. Ein Viertel des Kokosfleisches in Spalten schneiden.

3. Die Kokosfleischspalten in das Glas füllen, dann die Ananas zufügen. Einige Eiswürfel und das Kokoswasser dazugeben. Das Glas bis zum Rand mit dem Mineralwasser auffüllen.

4. Das Glas verschließen und das Getränk über Nacht im Kühlschrank ziehen lassen, am nächsten Morgen mit einem Trinkhalm servieren.

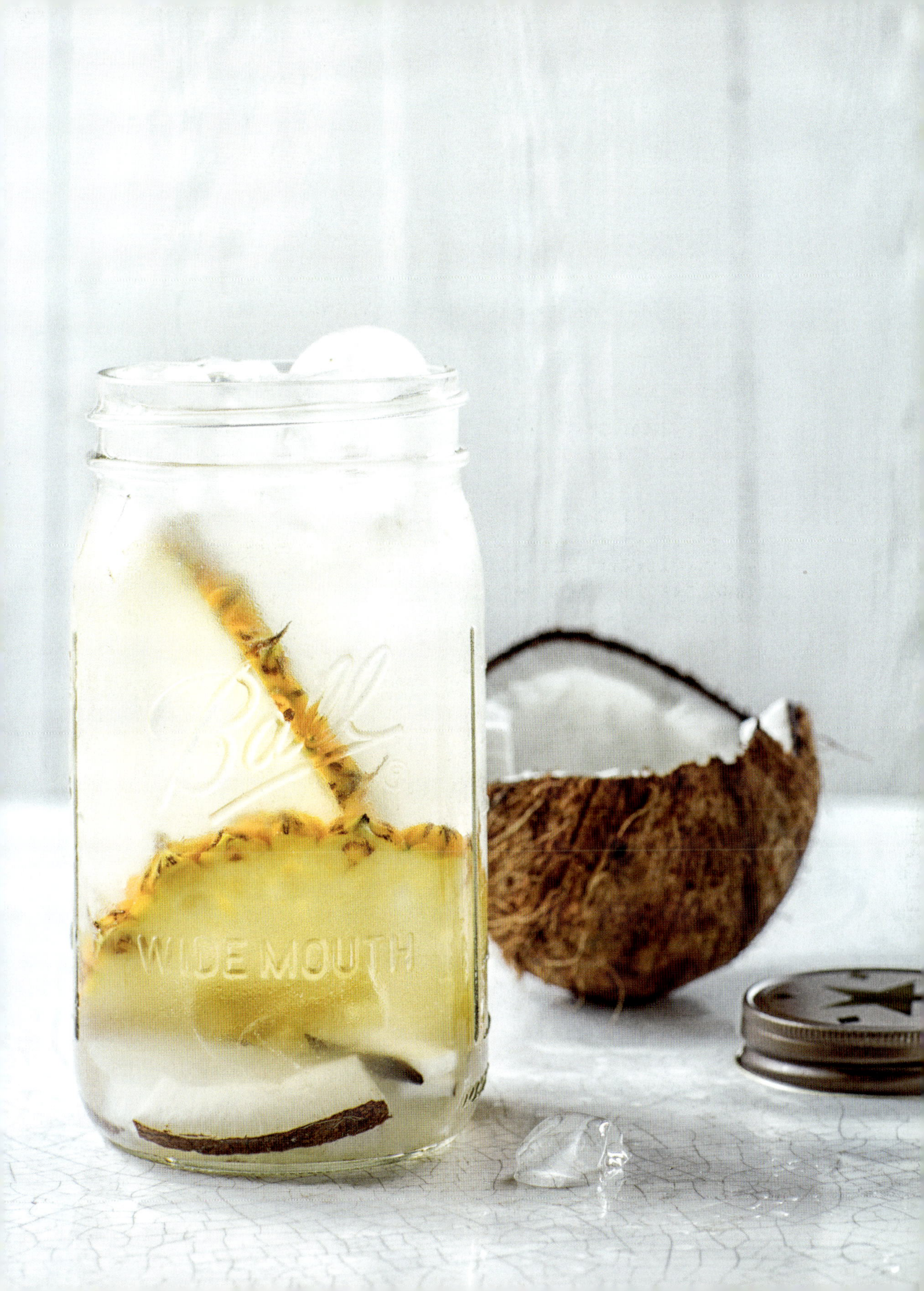
Ball
WIDE MOUTH

FENCHEL + GURKE MIT THYMIAN

Für 1 Glas mit 500 ml • Zubereitung: 10 Min. • Schwierigkeitsgrad: einfach • Kosten: €

Die Zutaten

Fenchel .... ½
Gurke .... ¼
frischer Thymian............................ einige Zweige
Mineralwasser .... etwa 400 ml
Eiswürfel

Das Rezept

1. Fenchel, Thymian und Gurke waschen.
2. Fenchel und Gurke mit dem Gemüsehobel in feine Scheiben schneiden und in das Glas füllen.
3. Einige Eiswürfel und die Thymianzweige zufügen. Das Glas bis zum Rand mit dem Mineralwasser auffüllen.
4. Das Glas verschließen und das Getränk über Nacht im Kühlschrank ziehen lassen, am nächsten Morgen mit einem Trinkhalm servieren.

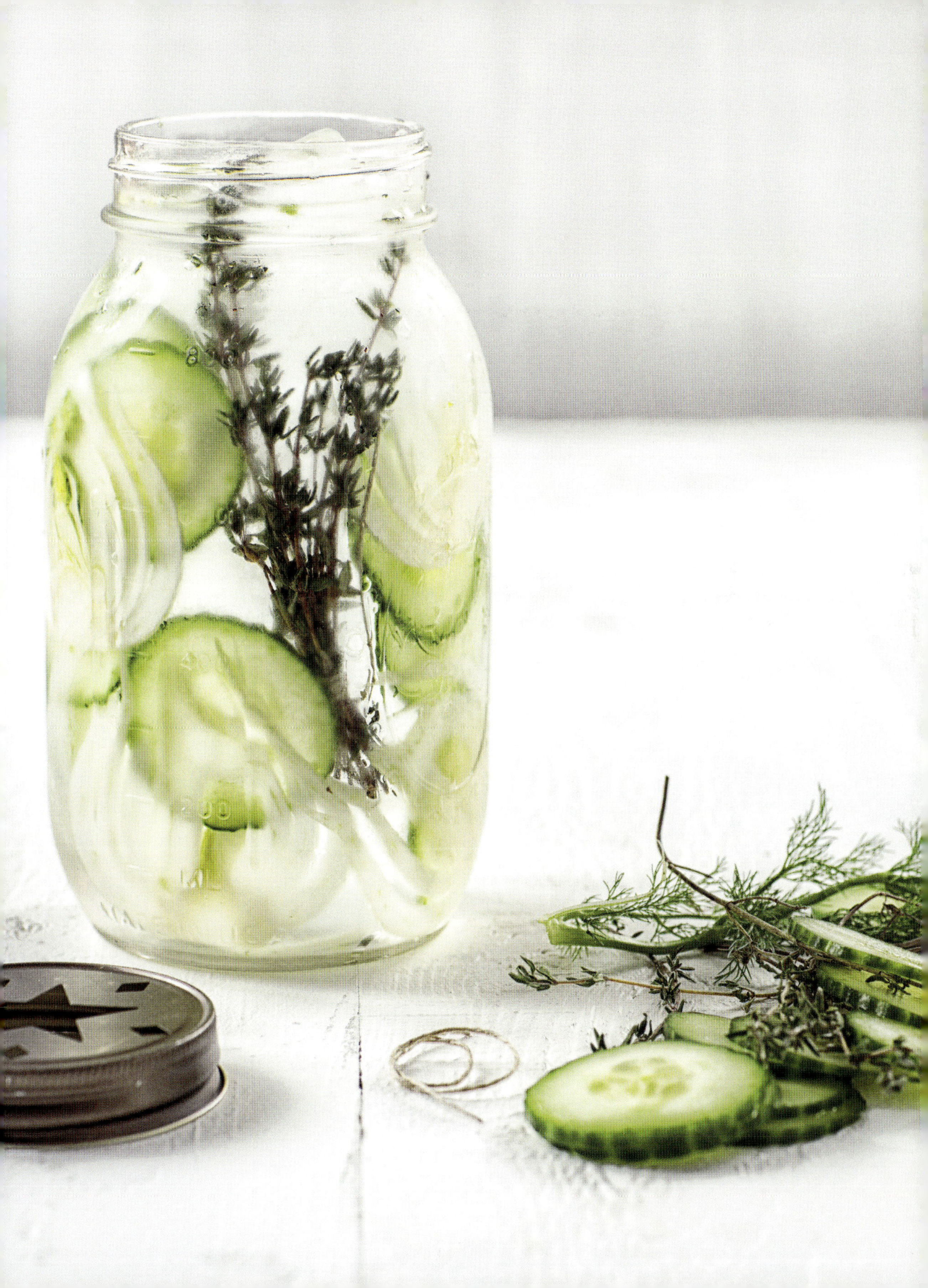

SOMMERBEEREN MIT MINZE

Für 1 Glas mit 500 ml • Zubereitung: 10 Min. • Schwierigkeitsgrad: einfach • Kosten: €€

Die Zutaten

rote Johannisbeeren .... 2 Rispen
Brombeeren 5
Heidelbeeren 12
frische Minze .... 1 großer Zweig
Mineralwasser .... etwa 400 ml
Eiswürfel

Das Rezept

1. Beeren und Minze waschen.

2. Heidelbeeren und Brombeeren in das Glas füllen. Einige Eiswürfel und den Minzzweig zufügen. Die Johannisbeerrispen dazugeben. Das Glas bis zum Rand mit dem Mineralwasser auffüllen.

3. Das Glas verschließen und das Getränk über Nacht im Kühlschrank ziehen lassen, am nächsten Morgen mit einem Trinkhalm servieren.

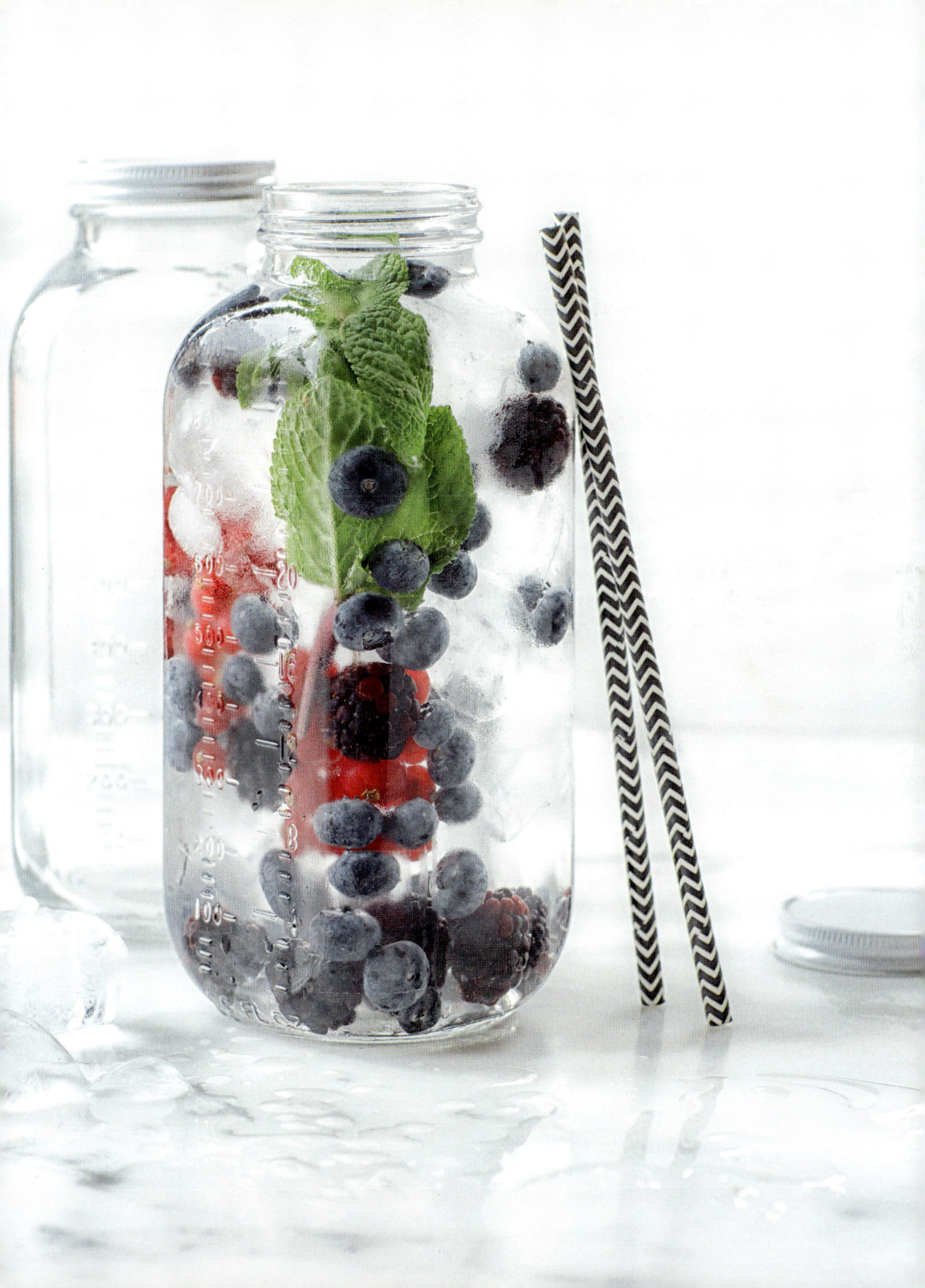

GRANATAPFEL + WASSERMELONE + LIMETTE

Für 1 Glas mit 500 ml • Zubereitung: 15 Min. • Schwierigkeitsgrad: einfach • Kosten: €€

Die Zutaten

Granatapfel	½
Wassermelone	¼
Limette	½
Mineralwasser	etwa 400 ml
Eiswürfel	

Das Rezept

1. Granatapfel und Wassermelone waschen. Die Limette sorgfältig unter heißem Wasser abbürsten.

2. Die Melone vierteln, dann mit Schale in Scheiben und diese in Dreiecke schneiden.

3. Die Limette mit dem Gemüsehobel in feine Scheiben schneiden. Die Kerne aus dem Granatapfel lösen.

4. Erst die Granatapfelkerne, dann die Melonenscheiben in das Glas füllen. Einige Eiswürfel und die Limettenscheiben zufügen. Das Glas bis zum Rand mit dem Mineralwasser auffüllen.

5. Das Glas verschließen und das Getränk über Nacht im Kühlschrank ziehen lassen, am nächsten Morgen mit einem Trinkhalm servieren.

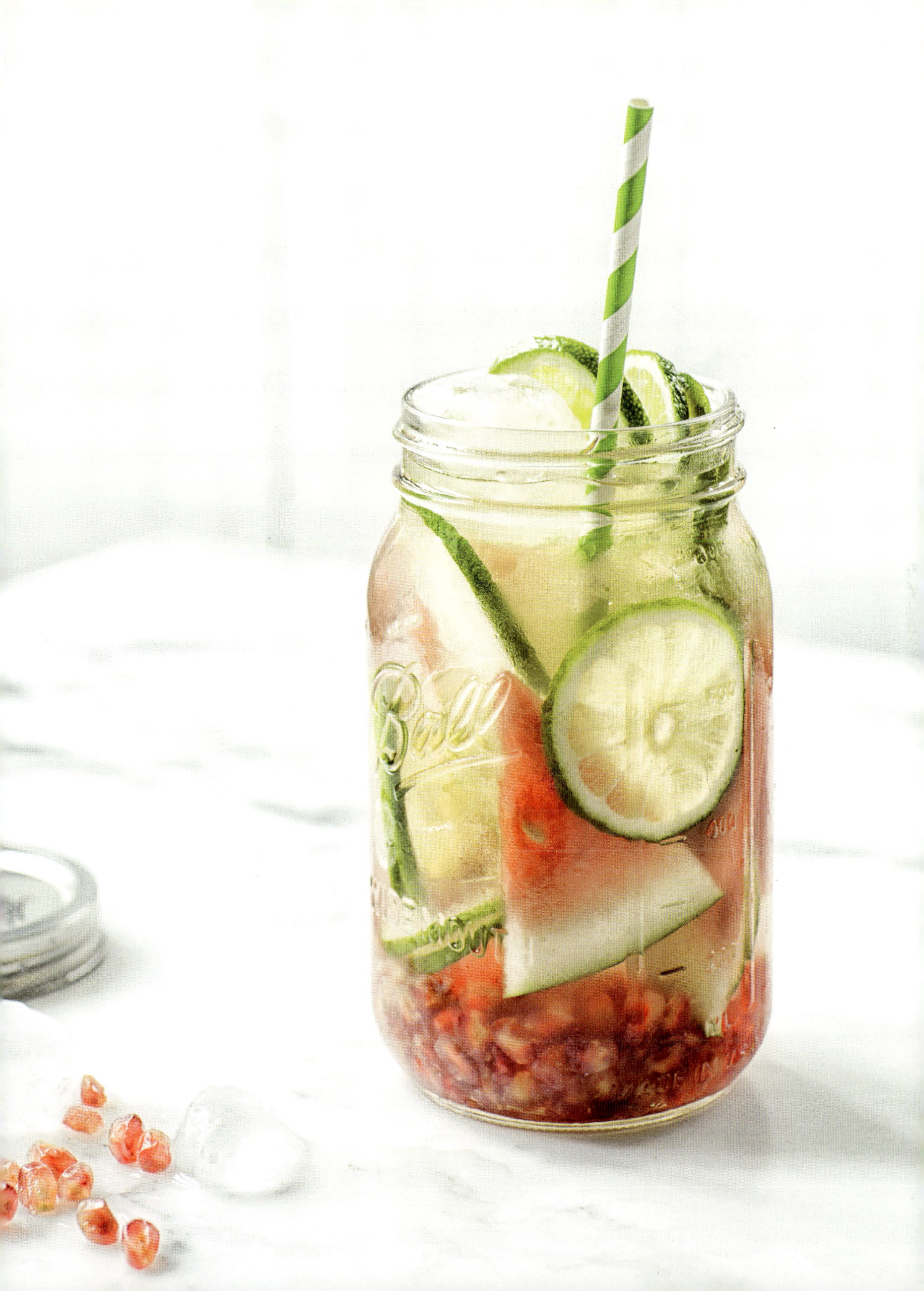
Ball

ERDBEEREN + ZITRONE MIT MINZE

Für 1 Glas mit 500 ml • Zubereitung: 10 Min. • Schwierigkeitsgrad: einfach • Kosten: €

Die Zutaten

Erdbeeren	4–5
Zitrone	½
frische Minze	1 großer Zweig
Mineralwasser	etwa 400 ml
Eiswürfel	

Das Rezept

1. Erdbeeren und Minze waschen. Die Zitrone sorgfältig unter heißem Wasser abbürsten.

2. Die Erdbeeren halbieren. Die Zitrone mit dem Gemüsehobel in feine Scheiben schneiden.

3. Erst die Erdbeeren, dann den Minzzweig und die Zitronenscheiben in das Glas füllen. Einige Eiswürfel zwischen die Früchte geben. Das Glas bis zum Rand mit dem Mineralwasser auffüllen.

4. Das Glas verschließen und das Getränk über Nacht im Kühlschrank ziehen lassen, am nächsten Morgen mit einem Trinkhalm servieren.

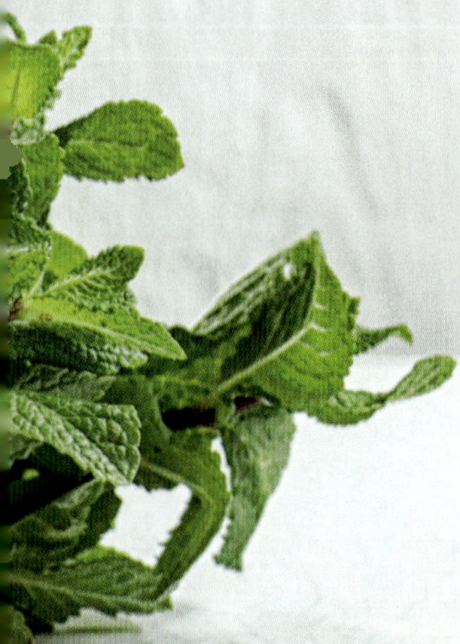

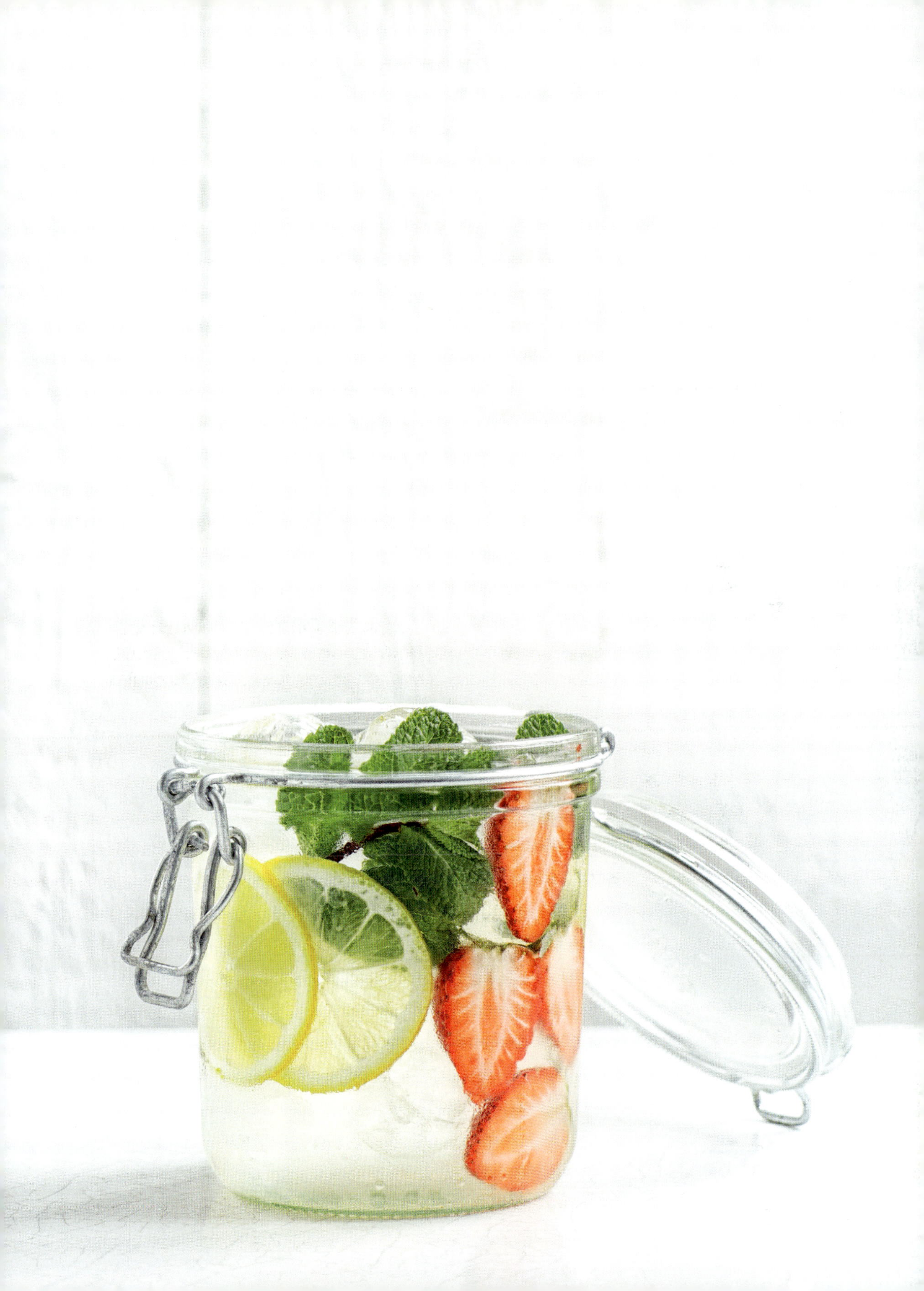

APRIKOSE + HIMBEEREN MIT ZITRONENVERBENE

Für 1 Glas mit 500 ml • Zubereitung: 20 Min. • Schwierigkeitsgrad: einfach • Kosten: €€

Die Zutaten

Aprikosen..2
Himbeeren..12
Zitronenverbene (vorzugsweise frische, ansonsten getrocknete)................etwa 20 Blätter
Eiswürfel

Das Rezept

1. Falls frische Verbene verwendet wird, die Blätter waschen, mit 500 ml kochendem Wasser überbrühen und ziehen lassen. Den Tee durch ein Haarsieb passieren und erkalten lassen.

2. Aprikosen und Himbeeren waschen. Die Aprikosen halbieren und entsteinen.

3. Aprikosen und Himbeeren in das Glas füllen. Einige Eiswürfel und die zurückgelegten Verbenenblätter zufügen. Das Glas bis zum Rand mit dem Verbenentee auffüllen.

4. Das Glas verschließen und das Getränk über Nacht im Kühlschrank ziehen lassen, am nächsten Morgen mit einem Trinkhalm servieren.

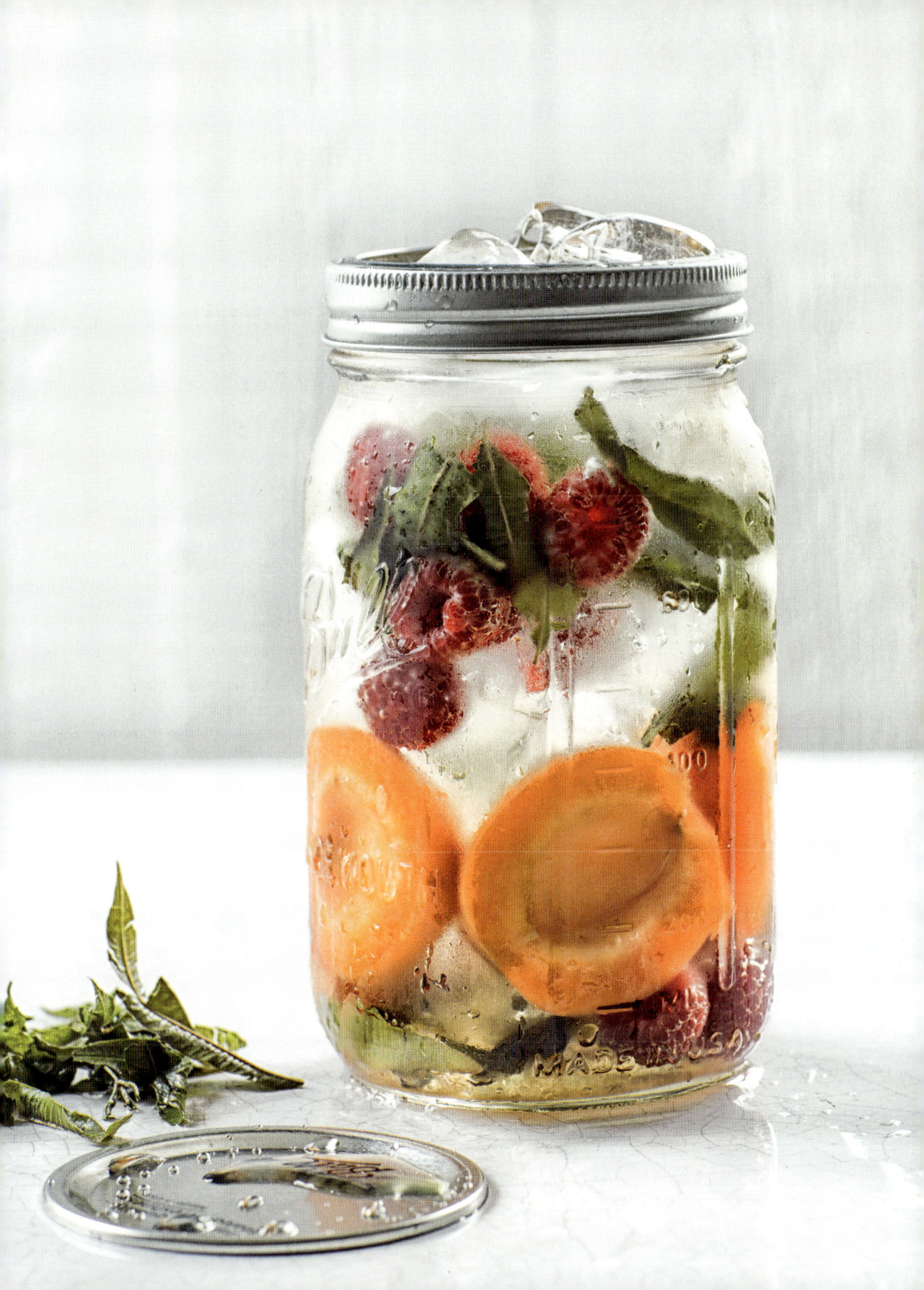

HONIGMELONE + ERDBEEREN MIT STERNANIS

Für 1 Glas mit 500 ml • Zubereitung: 10 Min. • Schwierigkeitsgrad: einfach • Kosten: €€

Die Zutaten

Honigmelone .... ¼
Erdbeeren 5
Sternanis .... 2 Stück
Mineralwasser .... etwa 400 ml
Eiswürfel

Das Rezept

1. Die Erdbeeren waschen und halbieren. Die Melone waschen, schälen und die Kerne entfernen. Das Fruchtfleisch in Würfel schneiden.
2. Melone und Erdbeeren in das Glas füllen. Einige Eiswürfel und die Anissterne zufügen. Das Glas bis zum Rand mit dem Mineralwasser auffüllen.
3. Das Glas verschließen und das Getränk über Nacht im Kühlschrank ziehen lassen, am nächsten Morgen mit einem Trinkhalm servieren.

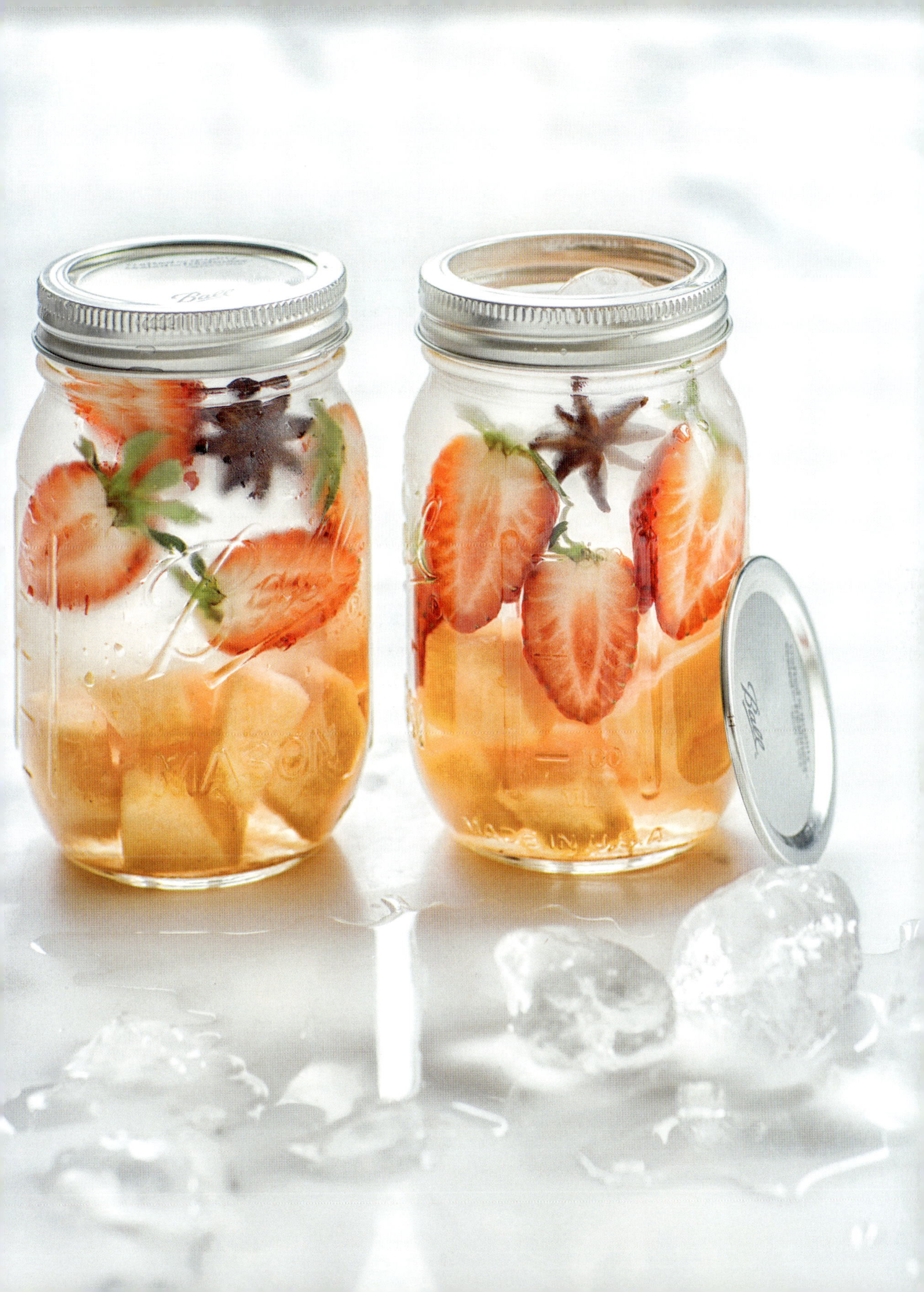
Ball
MASON

ZITRONE + LIMETTE + ORANGE + GRAPEFRUIT

Für 1 Glas mit 500 ml • Zubereitung: 10 Min. • Schwierigkeitsgrad: einfach • Kosten: €

Die Zutaten

Zitrone .... ½
Limette .... ½
Orange .... ½
Grapefruit .... ½
Mineralwasser .... etwa 400 ml
Eiswürfel

Das Rezept

1. Die Zitrusfrüchte sorgfältig unter heißem Wasser abbürsten und mit dem Gemüsehobel in feine Scheiben schneiden.

2. Einige Eiswürfel und die Zitrusfrüchte in das Glas füllen. Das Glas bis zum Rand mit dem Mineralwasser auffüllen.

3. Das Glas verschließen und das Getränk über Nacht im Kühlschrank ziehen lassen, am nächsten Morgen mit einem Trinkhalm servieren.

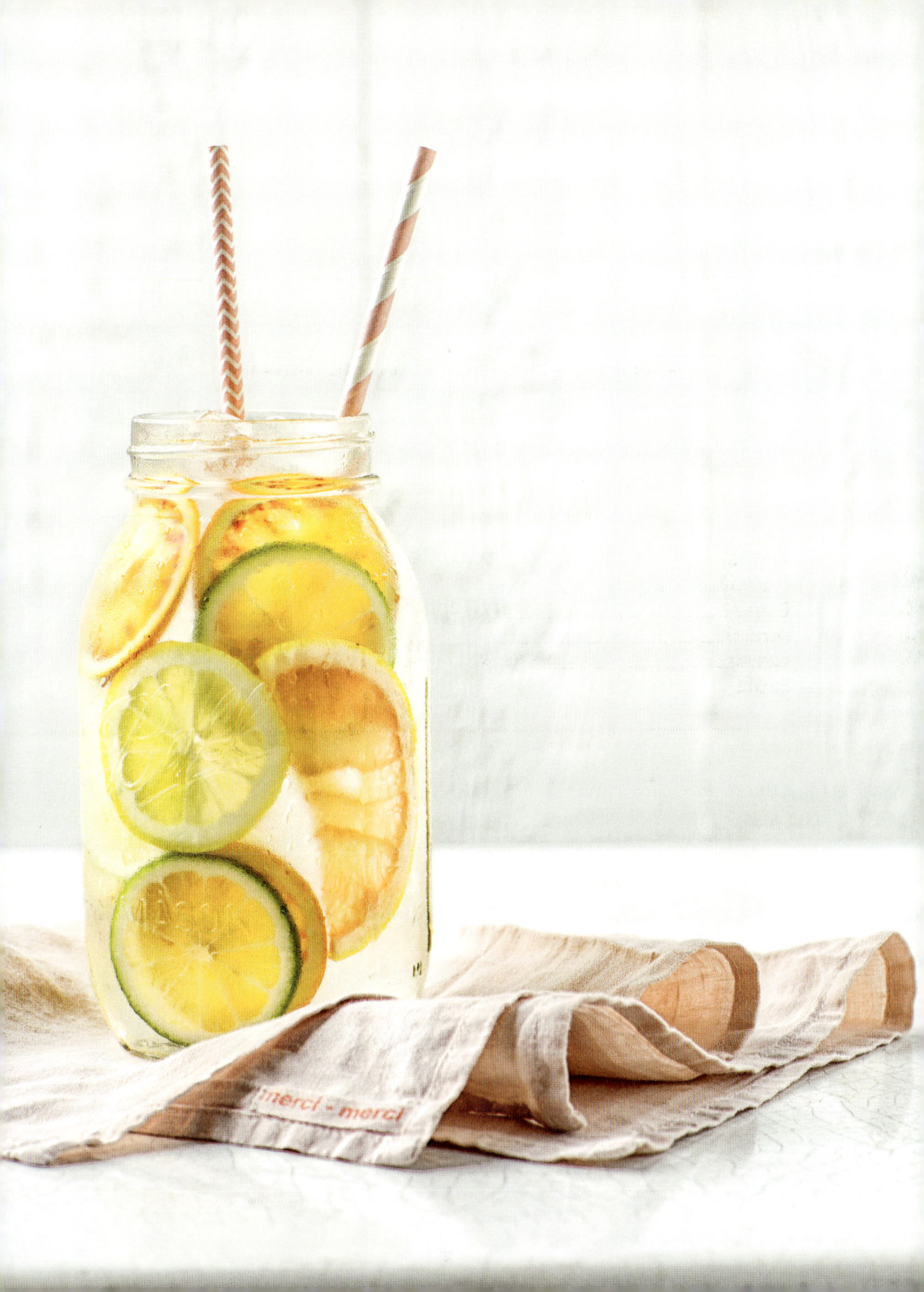
merci - merci

PFIRSICH + ZITRONE MIT THYMIAN

Für 1 Glas mit 500 ml • Zubereitung: 10 Min. • Schwierigkeitsgrad: einfach • Kosten: €

Die Zutaten

Pfirsich .... ½
Zitrone .... ½
frischer Thymian .... 3 Zweige
Mineralwasser .... etwa 400 ml
Eiswürfel

Das Rezept

1. Die Zitrone sorgfältig unter heißem Wasser abbürsten. Die Thymianzweige waschen.

2. Den Pfirsich vierteln, entsteinen und die Pfirsichviertel nochmals halbieren. Die Zitrone mit dem Gemüsehobel in feine Scheiben schneiden.

3. Pfirsichspalten und Zitronenscheiben in das Glas füllen. Einige Eiswürfel und die Thymianzweige zufügen. Das Glas bis zum Rand mit dem Mineralwasser auffüllen.

4. Das Glas verschließen und das Getränk über Nacht im Kühlschrank ziehen lassen, am nächsten Morgen mit einem Trinkhalm servieren.

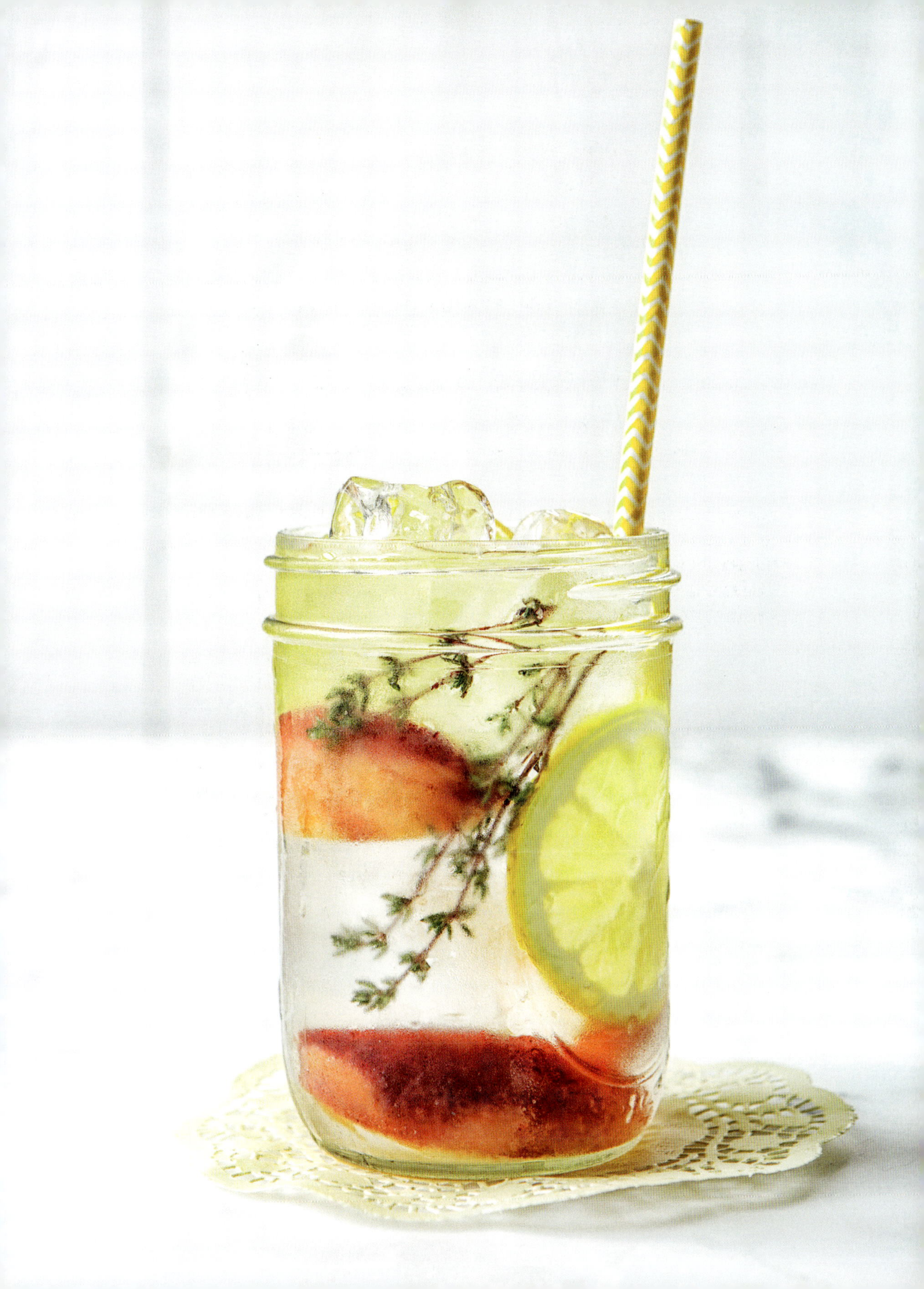

APRIKOSE MIT ROSMARIN

Für 1 Glas mit 500 ml • Zubereitung: 5 Min. • Schwierigkeitsgrad: einfach • Kosten: €

Die Zutaten

Aprikose 1
frischer Rosmarin .... 1–2 Zweige
Mineralwasser .... etwa 400 ml
Eiswürfel

Das Rezept

1. Aprikose und Rosmarin waschen.
2. Die Aprikose halbieren, entsteinen und in das Glas geben. Einige Eiswürfel und die Rosmarinzweige zufügen. Das Glas bis zum Rand mit dem Mineralwasser auffüllen.
3. Das Glas verschließen und das Getränk über Nacht im Kühlschrank ziehen lassen, am nächsten Morgen mit einem Trinkhalm servieren.

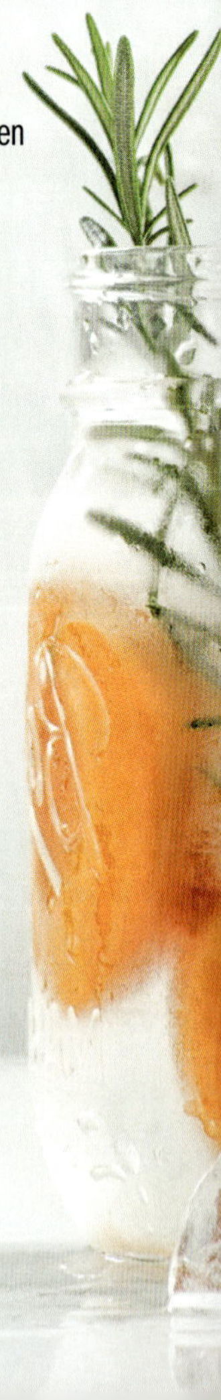

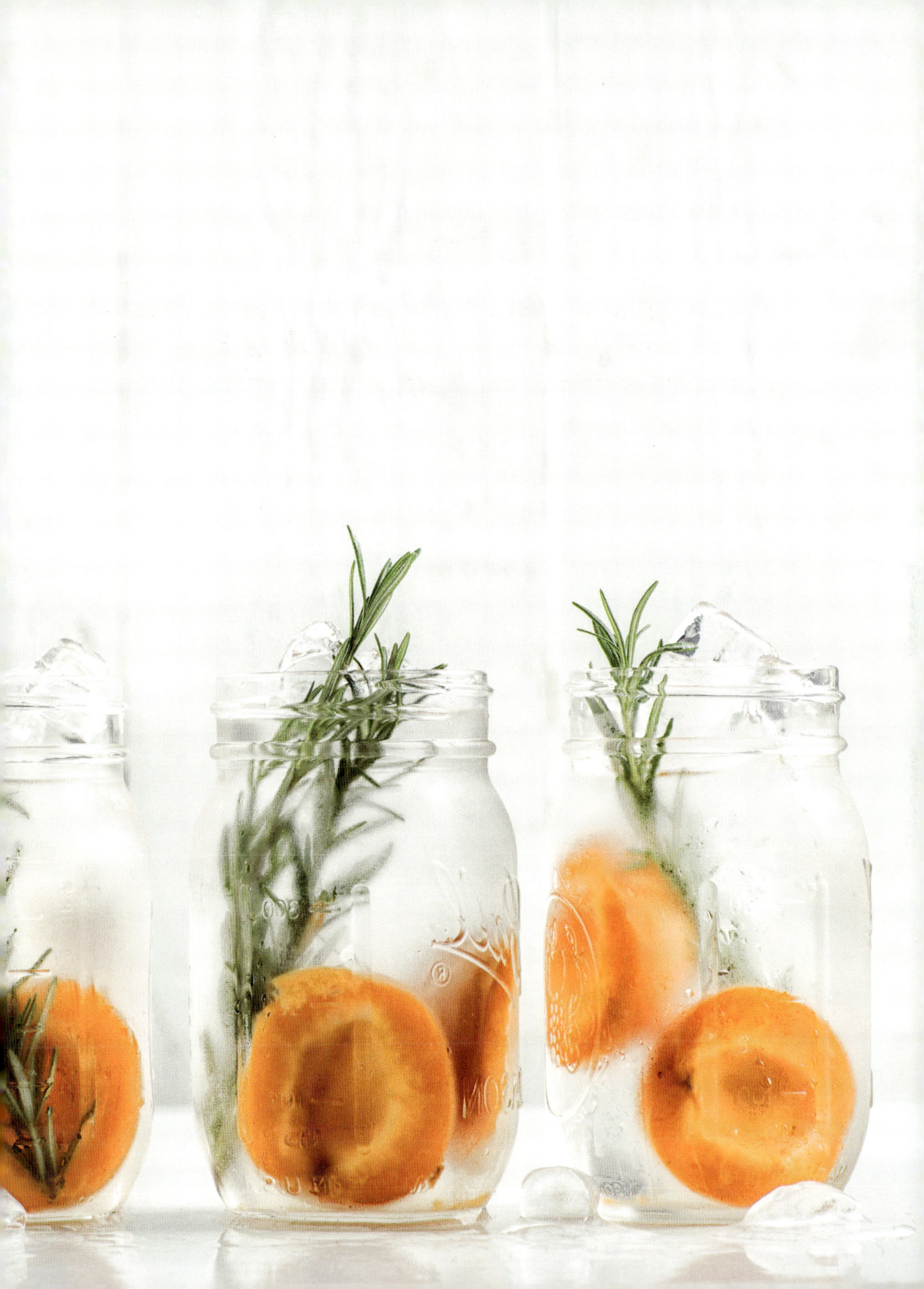

GURKE + ERDBEEREN + HIMBEEREN

Für 1 Glas mit 500 ml • Zubereitung: 10 Min. • Schwierigkeitsgrad: einfach • Kosten: €€

Die Zutaten

Gurke .... ¼
Erdbeeren 5
Himbeeren 5–6
Mineralwasser .... etwa 400 ml
Eiswürfel

Das Rezept

1. Die Gurke waschen und mit dem Gemüsehobel in feine Scheiben schneiden.

2. Erdbeeren und Himbeeren waschen. Die Erdbeeren halbieren.

3. Die Gurkenscheiben in das Glas füllen. Erdbeeren und Himbeeren darauf verteilen. Einige Eiswürfel zufügen und das Glas bis zum Rand mit dem Mineralwasser auffüllen.

4. Das Glas verschließen und das Getränk über Nacht im Kühlschrank ziehen lassen, am nächsten Morgen mit einem Trinkhalm servieren.

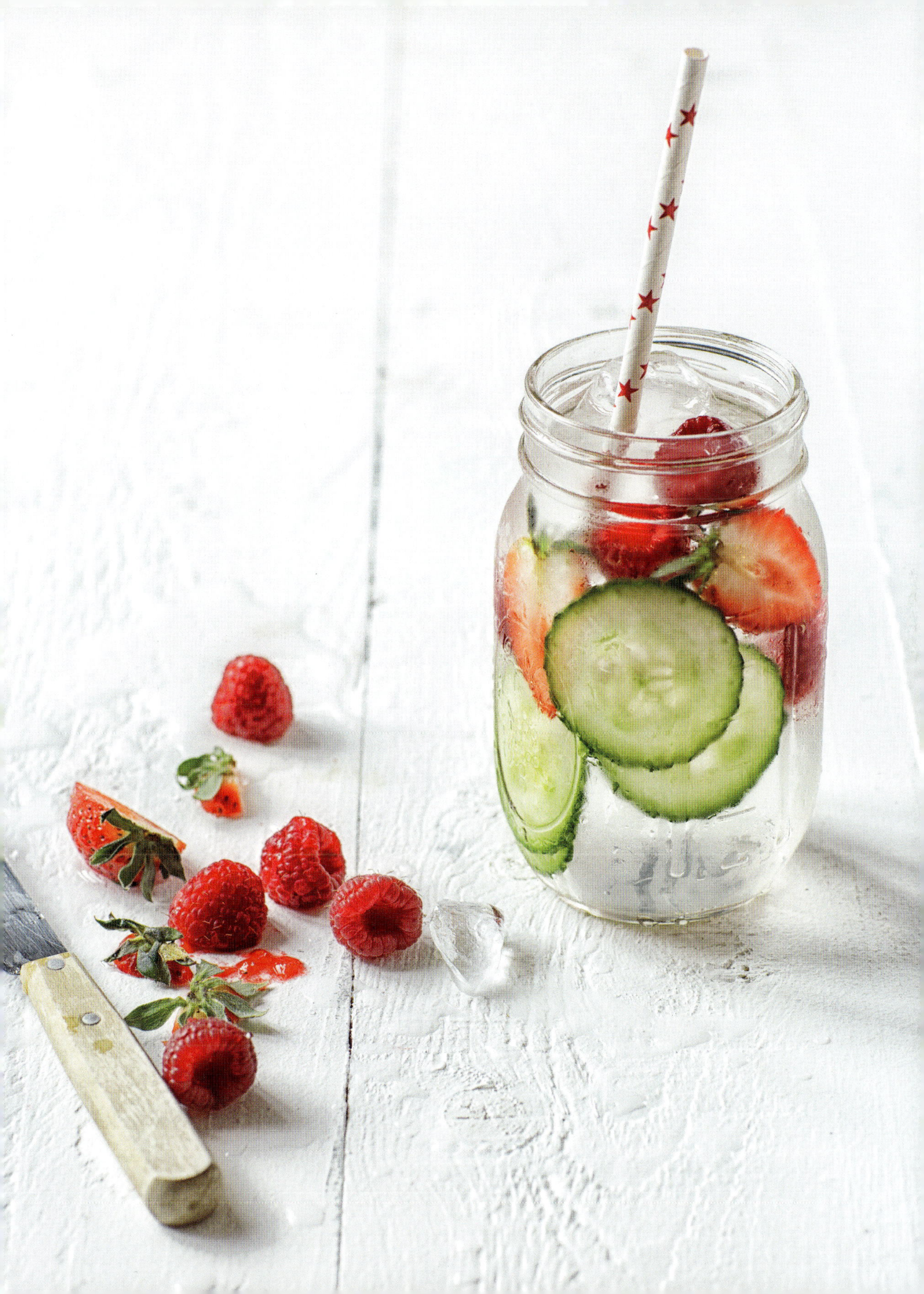

ORANGE + BROMBEEREN

Für 1 Glas mit 500 ml • Zubereitung: 5 Min. • Schwierigkeitsgrad: einfach • Kosten: €€

Die Zutaten

Orange...½
Brombeeren..12
Mineralwasser.................................etwa 400 ml
Eiswürfel

Das Rezept

1. Die Brombeeren waschen. Die Orange sorgfältig unter heißem Wasser abbürsten, dann mit dem Gemüsehobel in feine Scheiben schneiden.

2. Einige Eiswürfel und die Orangenscheiben in das Glas füllen. Die Brombeeren zugeben. Das Glas bis zum Rand mit dem Mineralwasser auffüllen.

3. Das Glas verschließen und das Getränk über Nacht im Kühlschrank ziehen lassen, am nächsten Morgen mit einem Trinkhalm servieren.

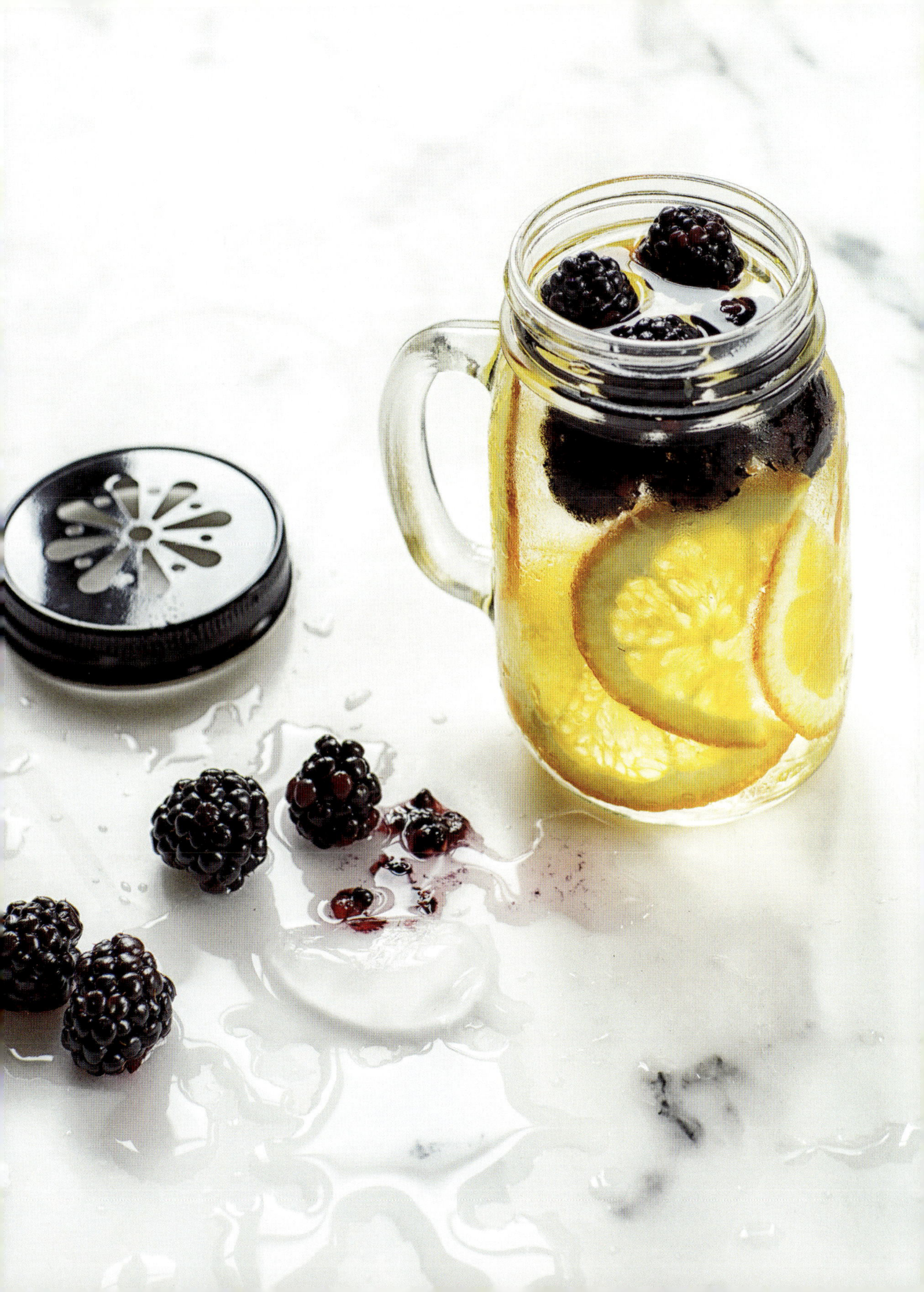

ERDBEEREN + LITSCHIS MIT BASILIKUM

Für 1 Glas mit 500 ml • Zubereitung: 10 Min. • Schwierigkeitsgrad: einfach • Kosten: €€

Die Zutaten

Erdbeeren 5
Litschis 5
frisches Basilikum................................1 Stängel
Mineralwasser .... etwa 400 ml
Eiswürfel

Das Rezept

1. Erdbeeren, Litschis und Basilikum waschen.
2. Die Litschis schälen. Die Erdbeeren halbieren.
3. Erst die Litschis, dann die Erdbeerhälften in das Glas füllen. Einige Eiswürfel und den Basilikumstängel zufügen. Das Glas bis zum Rand mit dem Mineralwasser auffüllen.
4. Das Glas verschließen und das Getränk über Nacht im Kühlschrank ziehen lassen, am nächsten Morgen mit einem Trinkhalm servieren.

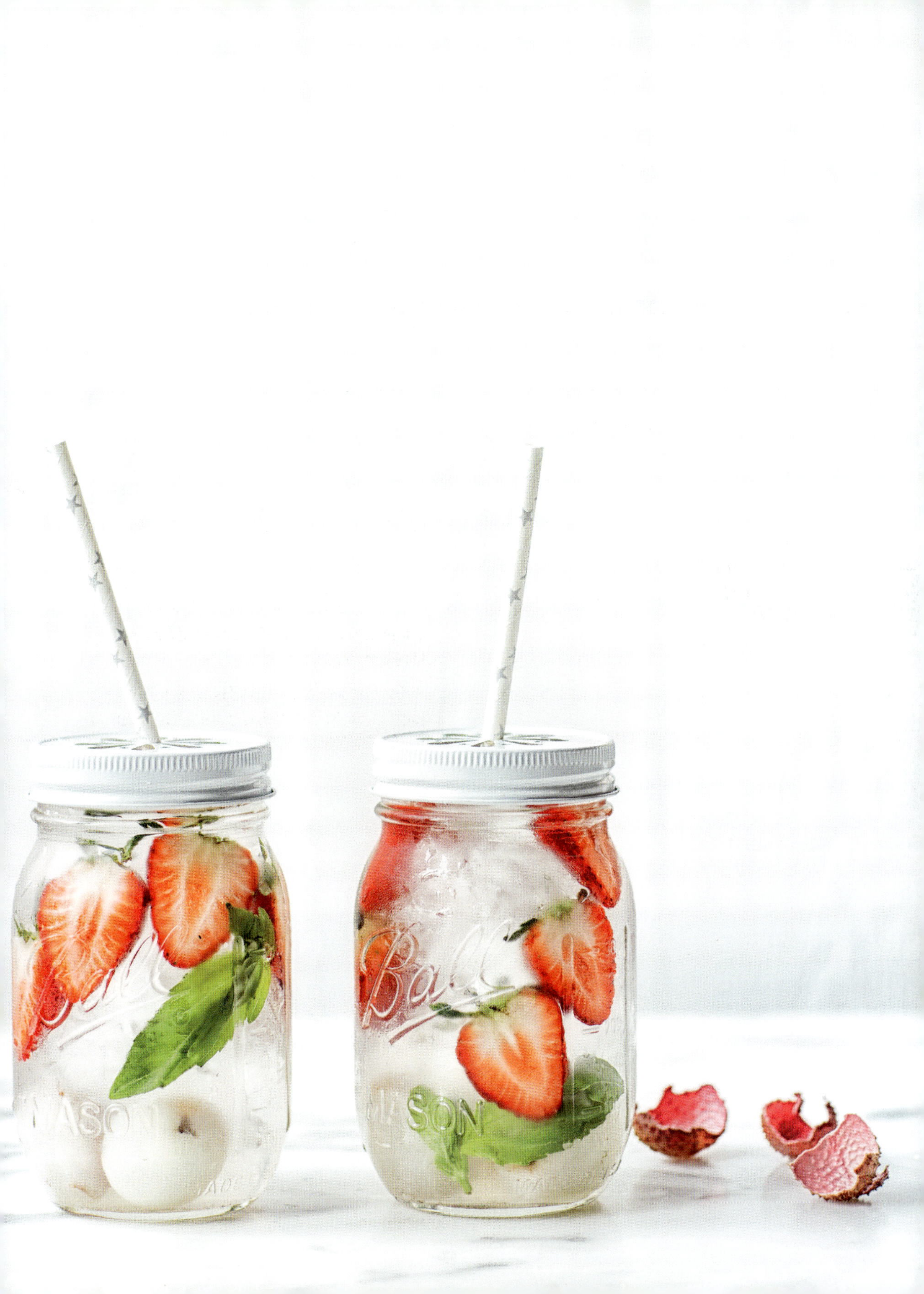
Ball
MASON

APFEL MIT ZIMT

Für 1 Glas mit 500 ml • Zubereitung: 10 Min. • Schwierigkeitsgrad: einfach • Kosten: €€

Die Zutaten

Apfel 1
Zimtstangen 2
Mineralwasser .... etwa 400 ml
Eiswürfel

Das Rezept

1. Den Apfel waschen, trocken reiben und mit dem Gemüsehobel in sehr feine Scheiben schneiden.

2. Die Zimtstangen in das Glas geben. Einige Eiswürfel und die Apfelscheiben zufügen. Das Glas bis zum Rand mit dem Mineralwasser auffüllen.

3. Das Glas verschließen und das Getränk über Nacht im Kühlschrank ziehen lassen, am nächsten Morgen mit einem Trinkhalm servieren.

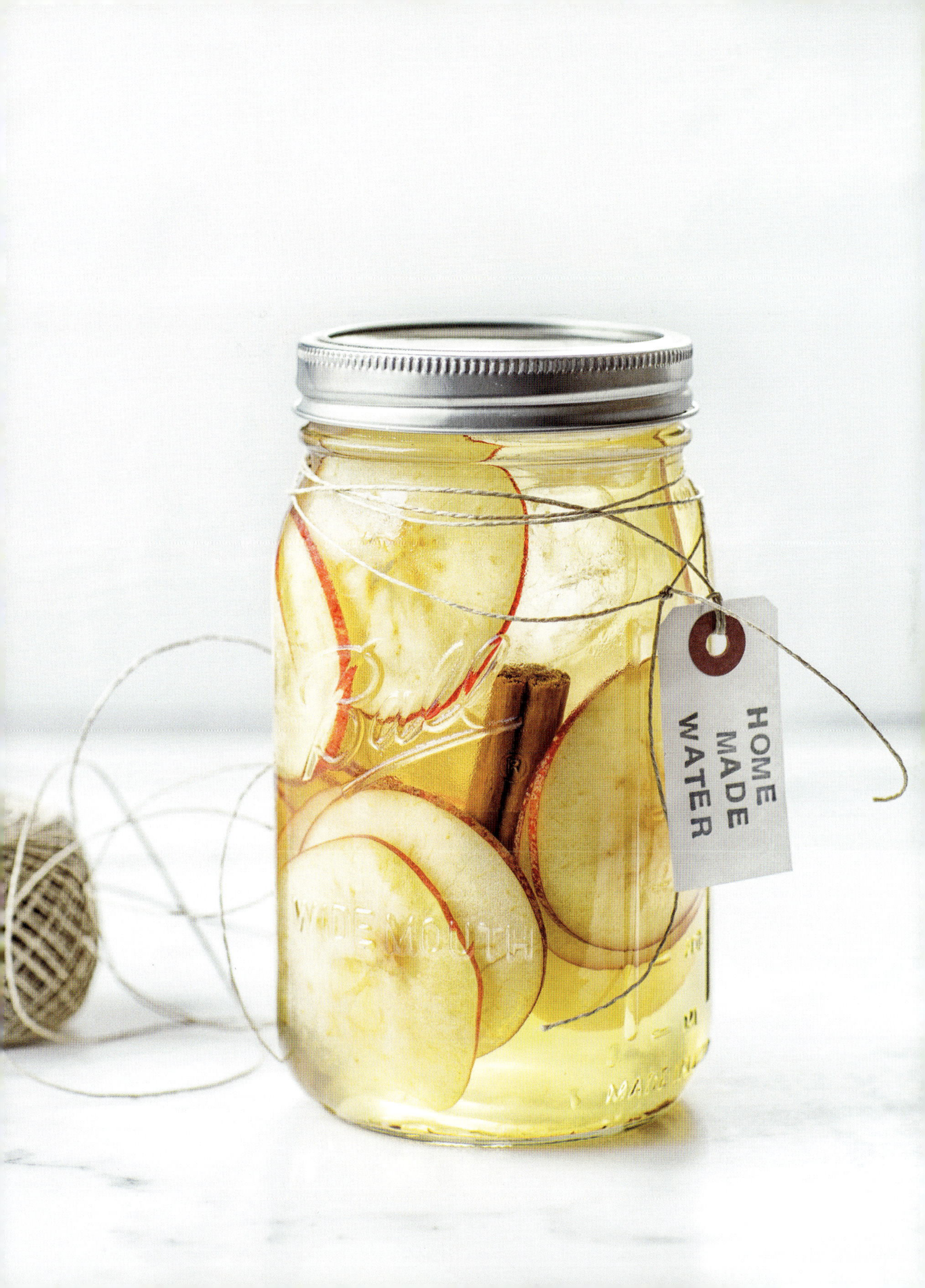
HOME
MADE
WATER

PAPAYA + LITSCHIS MIT ROSMARIN

Für 1 Glas mit 500 ml • Zubereitung: 10 Min. • Schwierigkeitsgrad: einfach • Kosten: €€

Die Zutaten

Papaya .... ½
Litschis 5
frischer Rosmarin .... 1 großer Zweig
Mineralwasser .... etwa 400 ml
Eiswürfel

Das Rezept

1. Die Papaya waschen, schälen und entkernen. Das Fruchtfleisch in Würfel schneiden.

2. Die Litschis waschen und schälen. Den Rosmarin waschen.

3. Papayawürfel und Litschis in das Glas füllen. Einige Eiswürfel und den Rosmarinzweig zufügen. Das Glas bis zum Rand mit dem Mineralwasser auffüllen.

4. Das Glas verschließen und das Getränk über Nacht im Kühlschrank ziehen lassen, am nächsten Morgen mit einem Trinkhalm servieren.

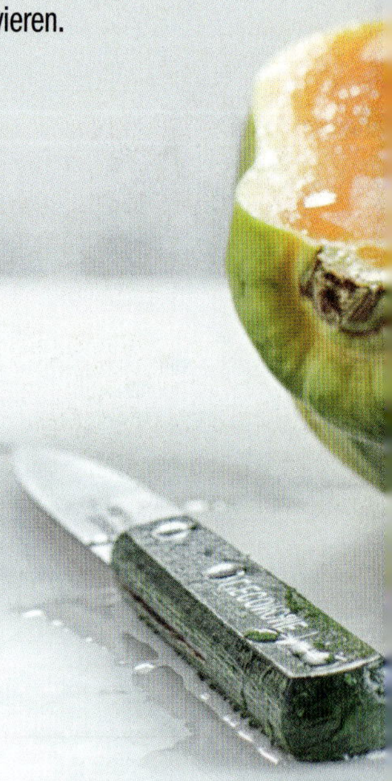

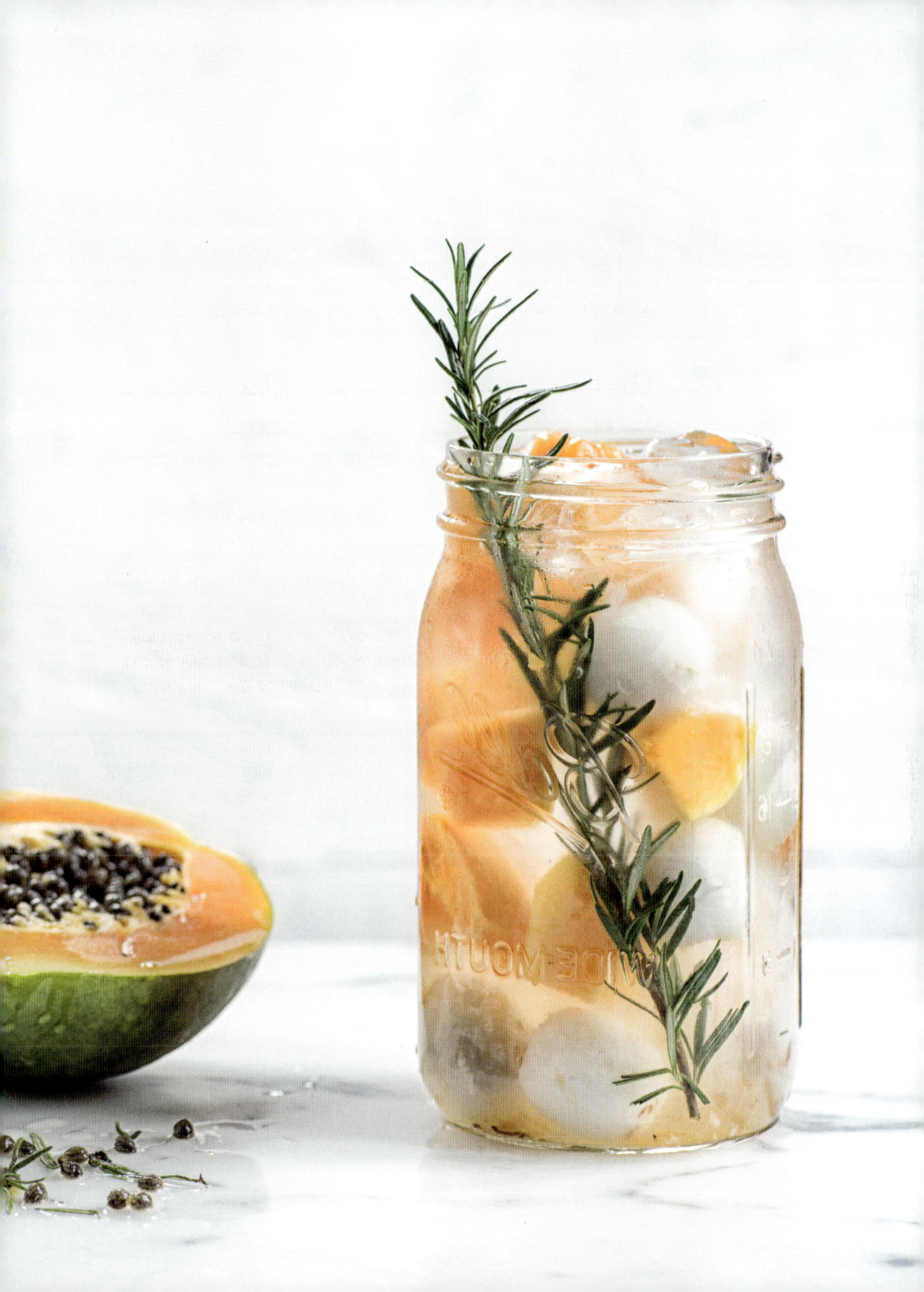

RHABARBER + BIRNE + ERDBEEREN MIT MINZE

Für 1 Glas mit 500 ml • Zubereitung: 15 Min. • Schwierigkeitsgrad: einfach • Kosten: €€

Die Zutaten

Rhabarberstange 1
Birne .... ½
Erdbeeren 3
frische Minze .... 1 Zweig
Mineralwasser .... etwa 400 ml
Eiswürfel

Das Rezept

1. Alle Zutaten waschen.
2. Die Birne mit dem Gemüsehobel in feine Scheiben schneiden.
3. Die Rhabarberstange in kurze Stücke schneiden. Die Erdbeeren halbieren.
4. Birnenscheiben, Erdbeerhälften und dann die Rhabarberstücke in das Glas füllen. Einige Eiswürfel und den Minzzweig zufügen. Das Glas bis zum Rand mit dem Mineralwasser auffüllen.
5. Das Glas verschließen und das Getränk über Nacht im Kühlschrank ziehen lassen, am nächsten Morgen mit einem Trinkhalm servieren.

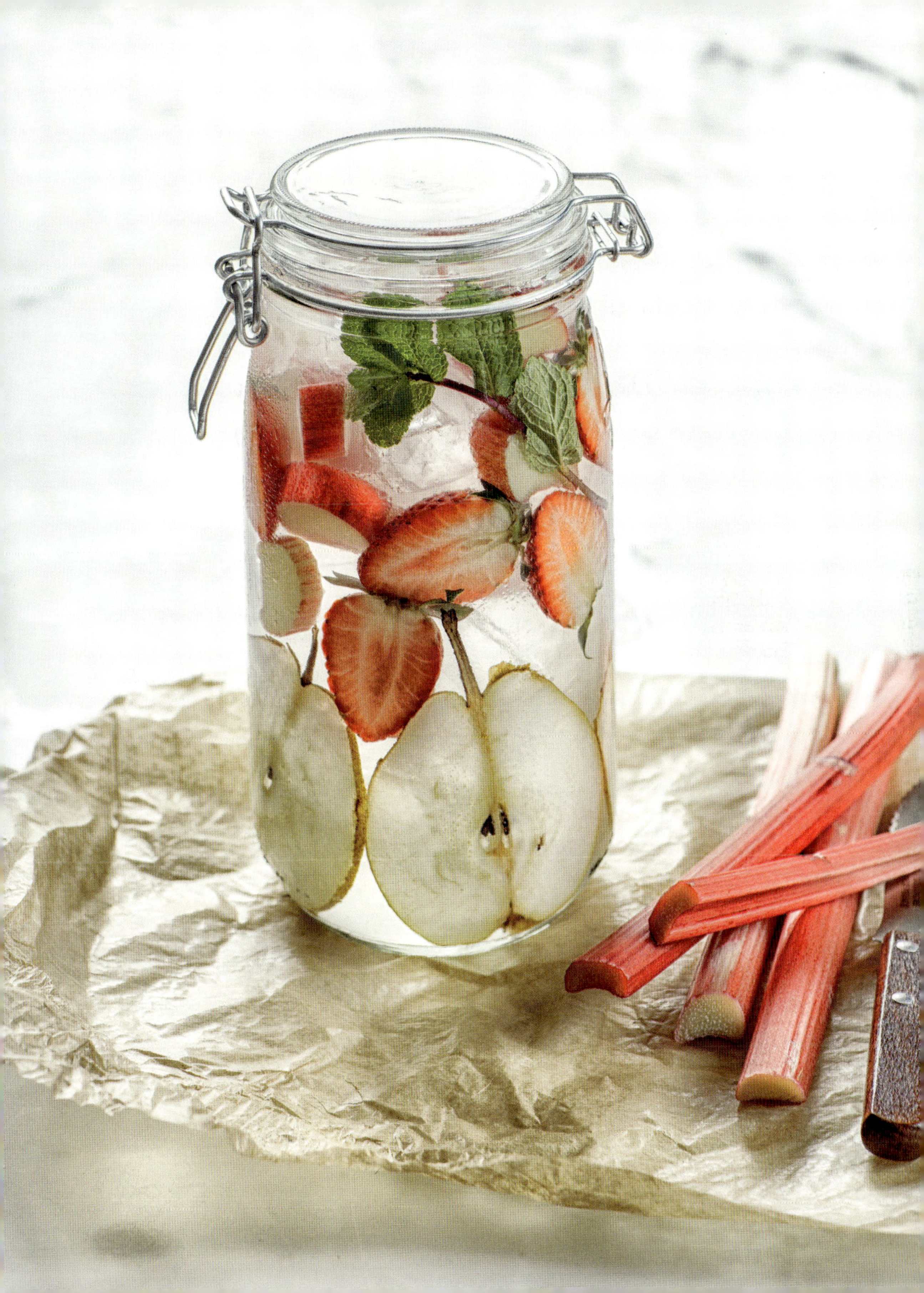

ZITRONE + LIMETTE MIT ZITRONENTHYMIAN

Für 1 Glas mit 500 ml • Zubereitung: 10 Min. • Schwierigkeitsgrad: einfach • Kosten: €

Die Zutaten

Zitrone .... ½
Limette .... ½
frischer Zitronenthymian.................. 3–4 Zweige
Mineralwasser .... etwa 400 ml
Eiswürfel

Das Rezept

1. Zitrone und Limette sorgfältig unter heißem Wasser abbürsten und mit dem Gemüsehobel in feine Scheiben schneiden.

2. Die Thymianzweige waschen.

3. Zitronen- und Limettenscheiben in das Glas füllen. Einige Eiswürfel und die Thymianzweige zufügen. Das Glas bis zum Rand mit dem Mineralwasser auffüllen.

4. Das Glas verschließen und das Getränk über Nacht im Kühlschrank ziehen lassen, am nächsten Morgen mit einem Trinkhalm servieren.

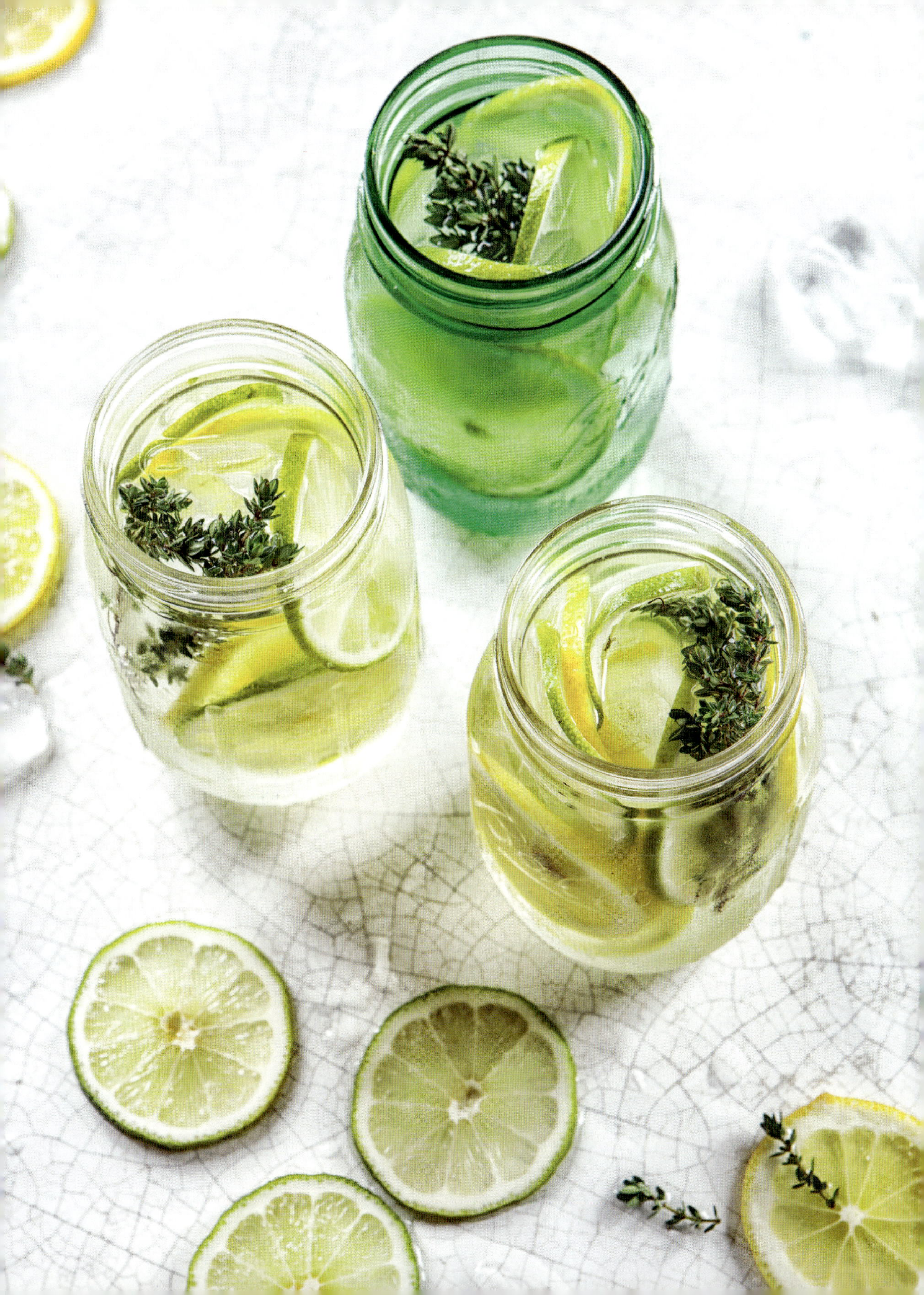

MANGO + INGWER MIT ZITRONENTHYMIAN

Für 1 Glas mit 500 ml • Zubereitung: 10 Min. • Schwierigkeitsgrad: einfach • Kosten: €€

Die Zutaten

vollreife Mango .... ½
frischer Ingwer .... 1 kleines Stück
frischer Zitronenthymian.................. 3–4 Zweige
Mineralwasser .... etwa 400 ml
Eiswürfel

Das Rezept

1. Die Mango waschen, schälen und in Stücke schneiden.

2. Den Ingwer waschen, schälen und mit dem Gemüsehobel in fünf feine Scheiben schneiden. Die Thymianzweige waschen.

3. Erst die Mangostücke, dann die Ingwerscheiben in das Glas füllen. Einige Eiswürfel und die Thymianzweige zufügen. Das Glas bis zum Rand mit dem Mineralwasser auffüllen.

4. Das Glas verschließen und das Getränk über Nacht im Kühlschrank ziehen lassen, am nächsten Morgen mit einem Trinkhalm servieren.

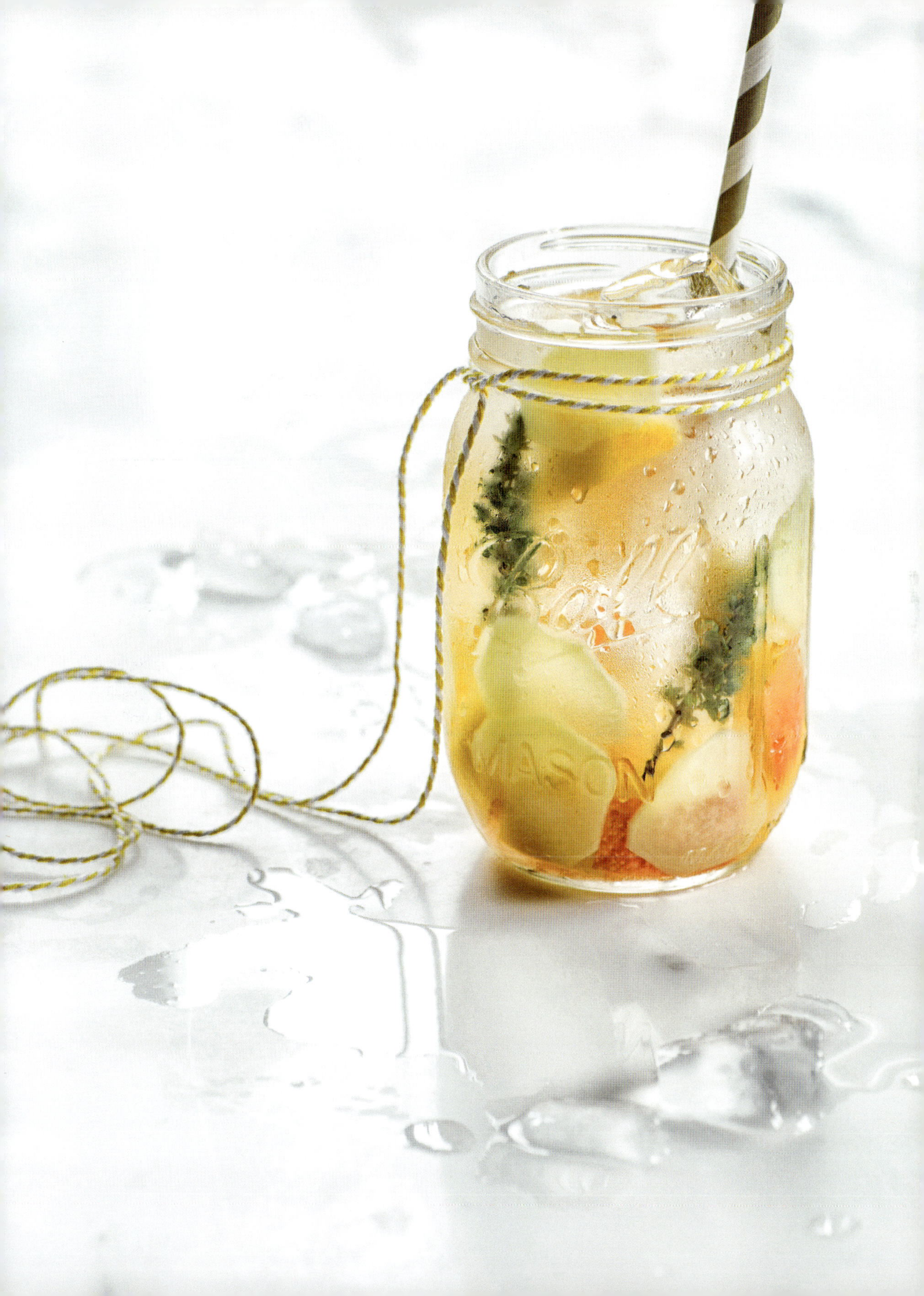
Ball
MASON

KIRSCHEN + ERDBEEREN + INGWER

Für 1 Glas mit 500 ml • Zubereitung: 10 Min. • Schwierigkeitsgrad: einfach • Kosten: €€

Die Zutaten

Kirschen 5
Erdbeeren 5
frischer Ingwer .... 1 kleines Stück
Mineralwasser .... etwa 400 ml
Eiswürfel

Das Rezept

1. Kirschen und Erdbeeren waschen. Die Erdbeeren halbieren.

2. Den Ingwer waschen, schälen und mit dem Gemüsehobel in fünf feine Scheiben schneiden.

3. Kirschen, Erdbeeren und Ingwerscheiben in das Glas füllen.

4. Einige Eiswürfel zufügen. Das Glas bis zum Rand mit dem Mineralwasser auffüllen.

5. Das Glas verschließen und das Getränk über Nacht im Kühlschrank ziehen lassen, am nächsten Morgen mit einem Trinkhalm servieren.

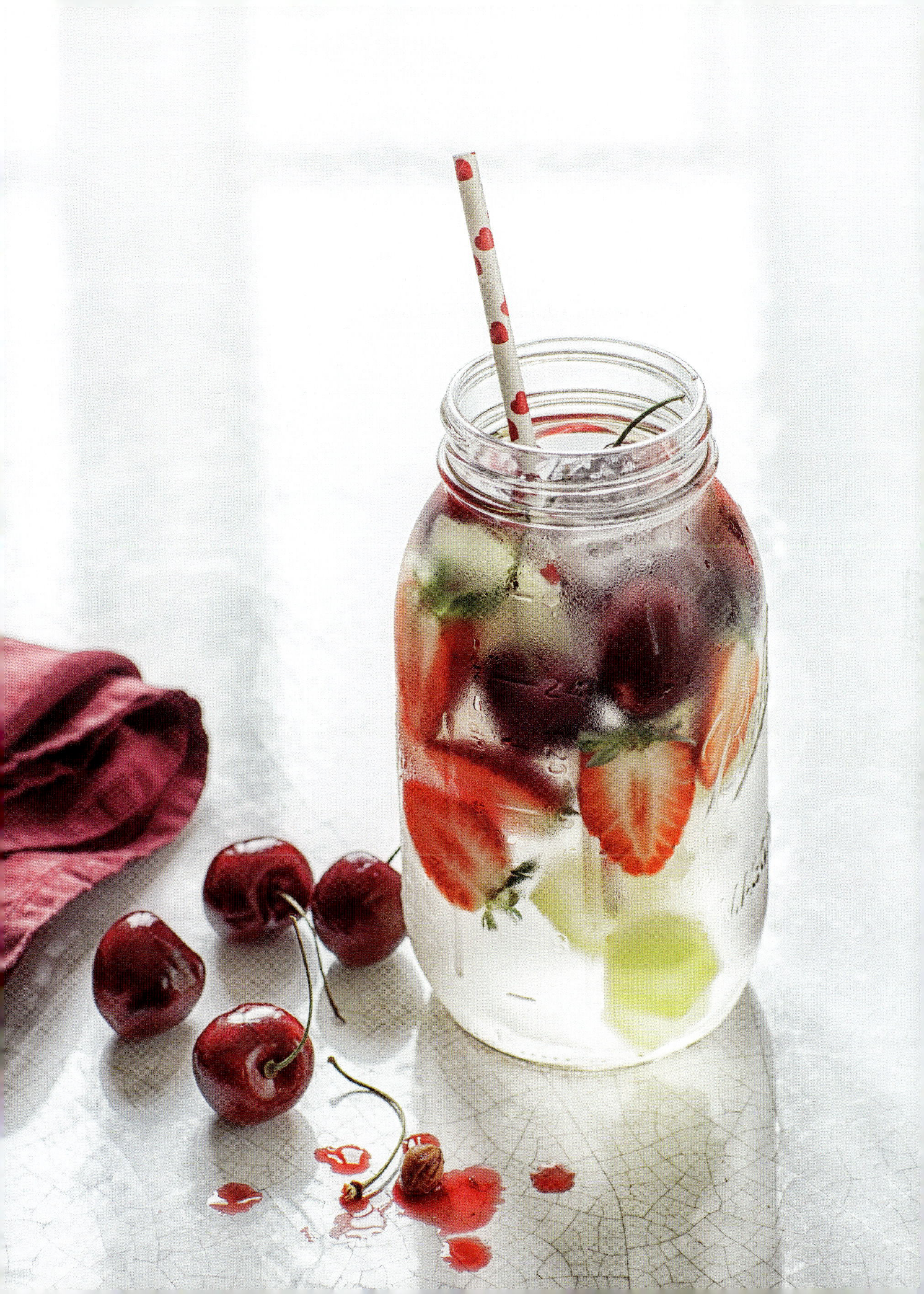

FENCHEL MIT STERNANIS + ROSMARIN + BIRKENSAFT

Für 1 Glas mit 500 ml • Zubereitung: 10 Min. • Schwierigkeitsgrad: einfach • Kosten: €€

Die Zutaten

Fenchel ....½
Sternanis..2 Stück
frischer Rosmarin ....1 Zweig
Birkensaft (Reformhaus oder Bioladen)........ 1 EL
Mineralwasser ....etwa 400 ml
Eiswürfel

Das Rezept

1. Den Fenchel waschen und mit dem Gemüsehobel in feine Scheiben schneiden. Den Rosmarinzweig waschen.

2. Die Fenchelscheiben in das Glas füllen. Einige Eiswürfel zufügen. Sternanis und Rosmarinzweig dazwischenstecken. Bis knapp unter den Rand des Glases mit dem Mineralwasser auffüllen. Den Birkensaft unterrühren.

3. Das Glas verschließen und das Getränk über Nacht im Kühlschrank ziehen lassen, am nächsten Morgen mit einem Trinkhalm servieren.

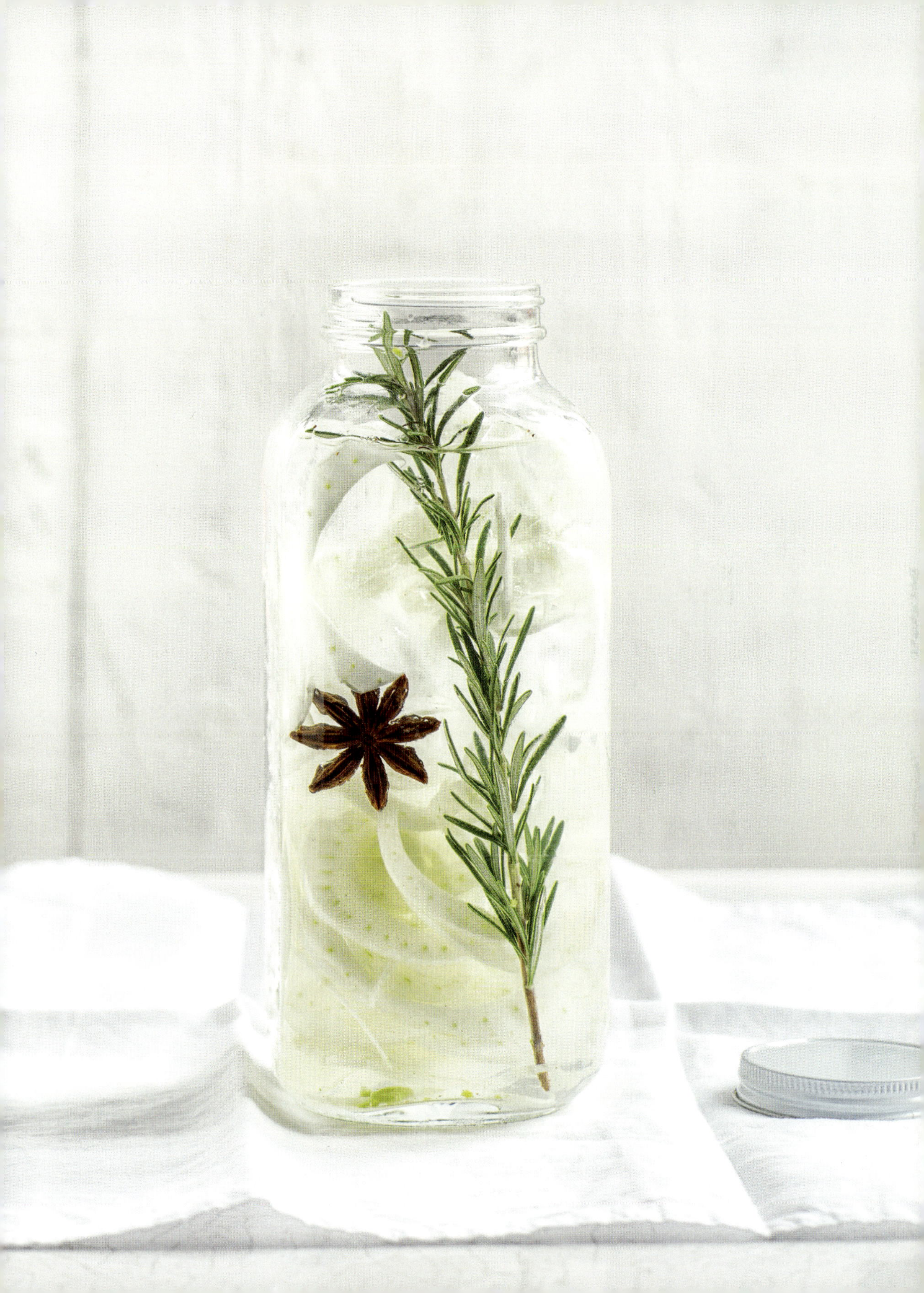

BLUTORANGE + KAROTTE

Für 1 Glas mit 500 ml • Zubereitung: 10 Min. • Schwierigkeitsgrad: einfach • Kosten: €

Die Zutaten

Blutorange 1
Karotte.. ½
Mineralwasser .... etwa 400 ml
Eiswürfel

Das Rezept

1. Die Orange unter heißem, die Karotte unter kaltem Wasser abbürsten. Beides mit dem Gemüsehobel in feine Scheiben schneiden.

2. Orangen- und Karottenscheiben in das Glas füllen. Einige Eiswürfel zufügen. Das Glas bis zum Rand mit dem Mineralwasser auffüllen.

3. Das Glas verschließen und das Getränk über Nacht im Kühlschrank ziehen lassen, am nächsten Morgen mit einem Trinkhalm servieren.

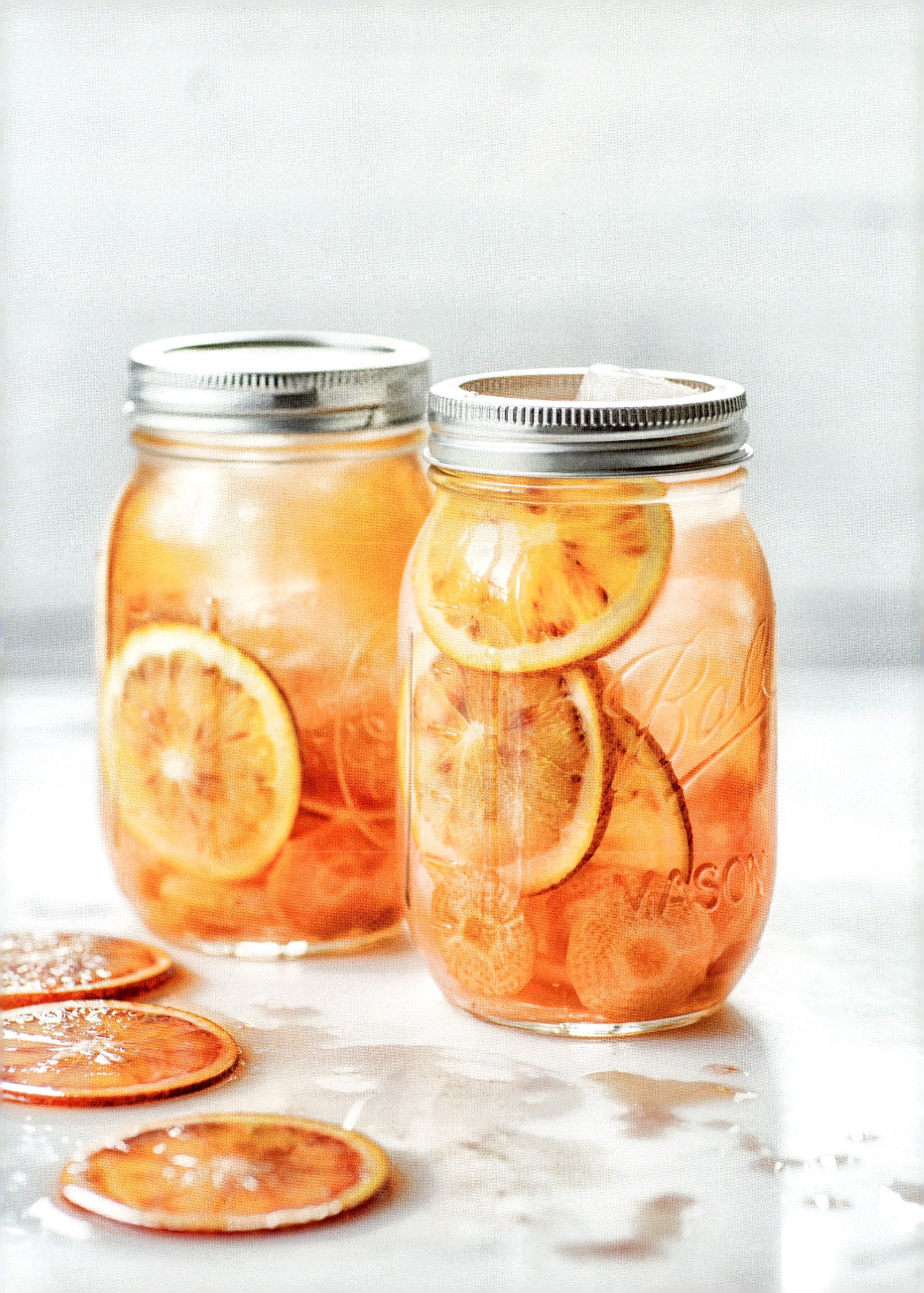

LITSCHIS + KOKOSNUSS MIT ROSENBLÜTEN + ROSENWASSER

Für 1 Glas mit 500 ml • Zubereitung: 15 Min. • Schwierigkeitsgrad: einfach • Kosten: €€

Die Zutaten

Litschis 6–8
Kokosnuss .... ¼
Rosenblütenblätter .... einige
Rosenwasser .... 1 TL
Mineralwasser .... etwa 400 ml
Eiswürfel

Das Rezept

1. Die Litschis waschen und schälen. Die Kokosnuss waschen, mit einem Hammer aufschlagen und das Kokosnussfleisch herausschneiden.

2. Das Kokosfleisch in Stücke schneiden.

3. Litschis und Kokosstücke in das Glas füllen. Einige Eiswürfel und die Rosenblütenblätter zufügen. Bis knapp unter den Rand des Glases mit dem Mineralwasser auffüllen. Das Rosenwasser unterrühren.

4. Das Glas verschließen und das Getränk über Nacht im Kühlschrank ziehen lassen, am nächsten Morgen mit einem Trinkhalm servieren.

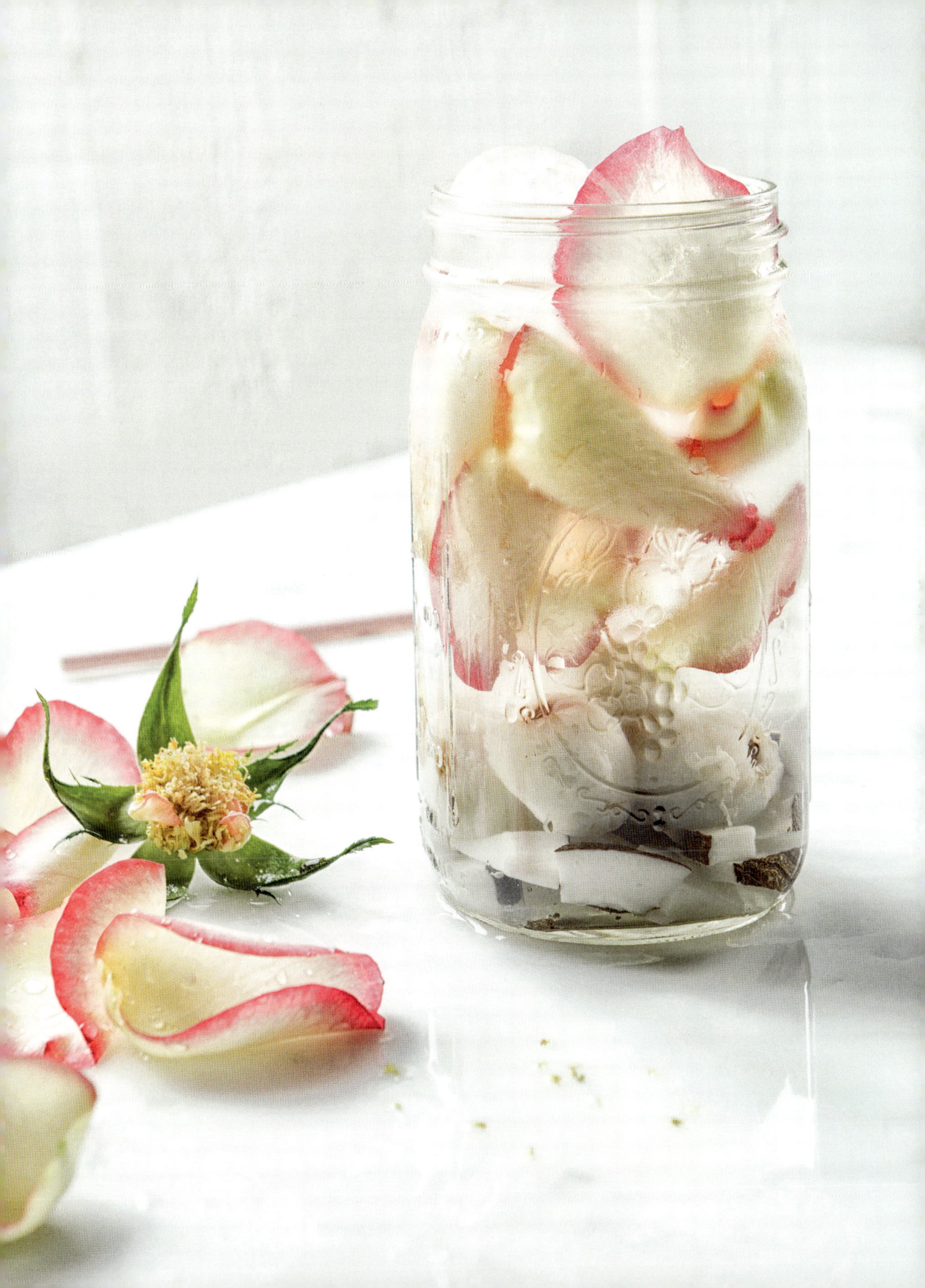

ANANAS MIT THYMIAN

Für 1 Glas mit 500 ml • Zubereitung: 10 Min. • Schwierigkeitsgrad: einfach • Kosten: €

Die Zutaten

Ananas .... ¼
frischer Thymian .... einige Zweige
Mineralwasser .... etwa 400 ml
Eiswürfel

Das Rezept

1. Die Ananas waschen, schälen und in Scheiben schneiden. Die Scheiben halbieren. Die Thymianzweige waschen.

2. Die Ananasscheiben in das Glas füllen. Einige Eiswürfel und die Thymianzweige zufügen. Das Glas bis zum Rand mit dem Mineralwasser auffüllen.

3. Das Glas verschließen und das Getränk über Nacht im Kühlschrank ziehen lassen, am nächsten Morgen mit einem Trinkhalm servieren.

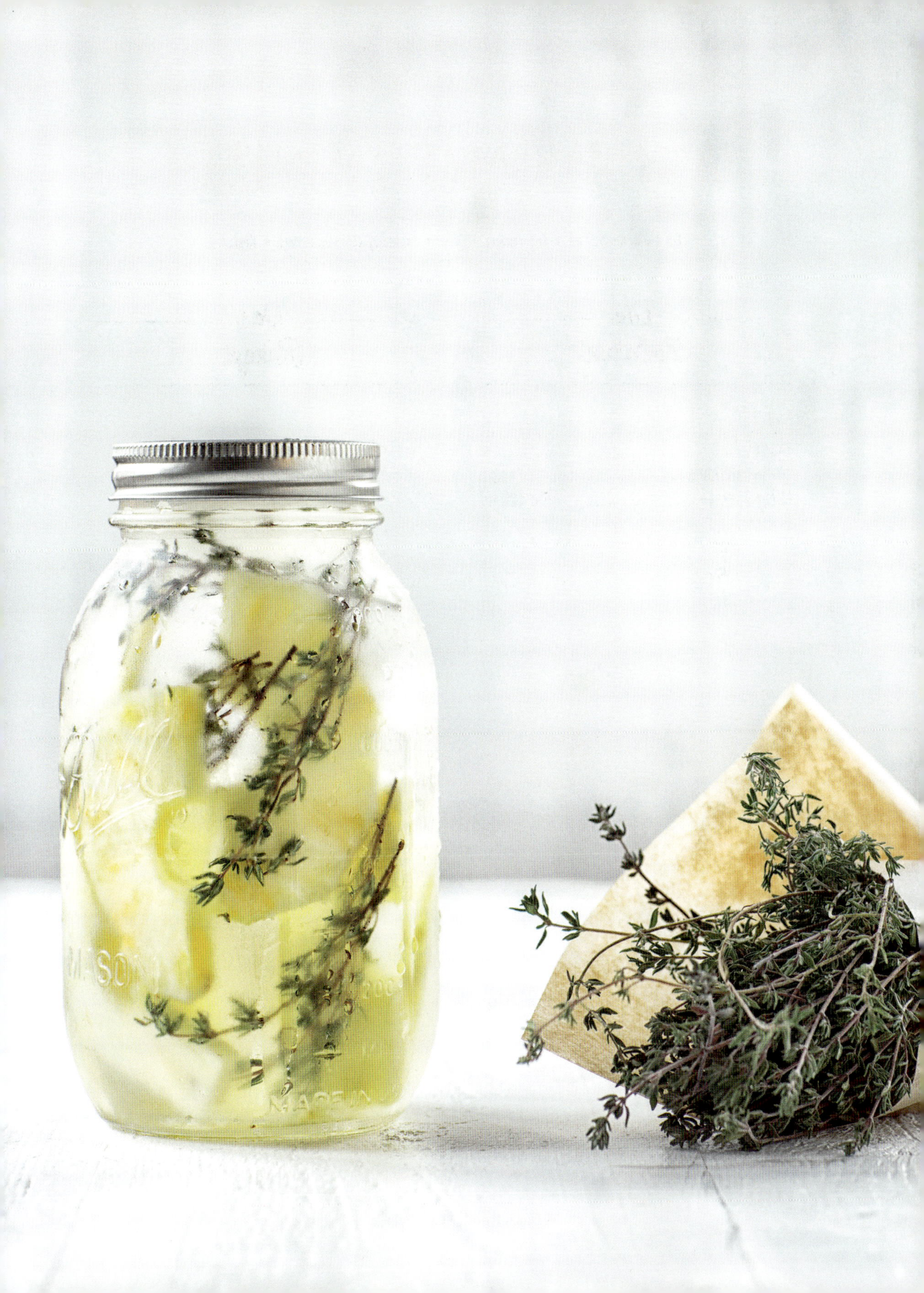
MASON

GURKE MIT MINZE

Für 1 Glas mit 500 ml • Zubereitung: 10 Min. • Schwierigkeitsgrad: einfach • Kosten: €

Die Zutaten

Gurke .... ¼
frische Minze .... 3 Zweige
Mineralwasser .... etwa 400 ml
Eiswürfel

Das Rezept

1. Gurke und Minze waschen. Die Gurke mit dem Gemüsehobel in feine Scheiben schneiden.

2. Die Gurkenscheiben in das Glas füllen. Einige Eiswürfel und die Minzzweige zufügen. Das Glas bis zum Rand mit dem Mineralwasser auffüllen.

3. Das Glas verschließen und das Getränk über Nacht im Kühlschrank ziehen lassen, am nächsten Morgen mit einem Trinkhalm servieren.

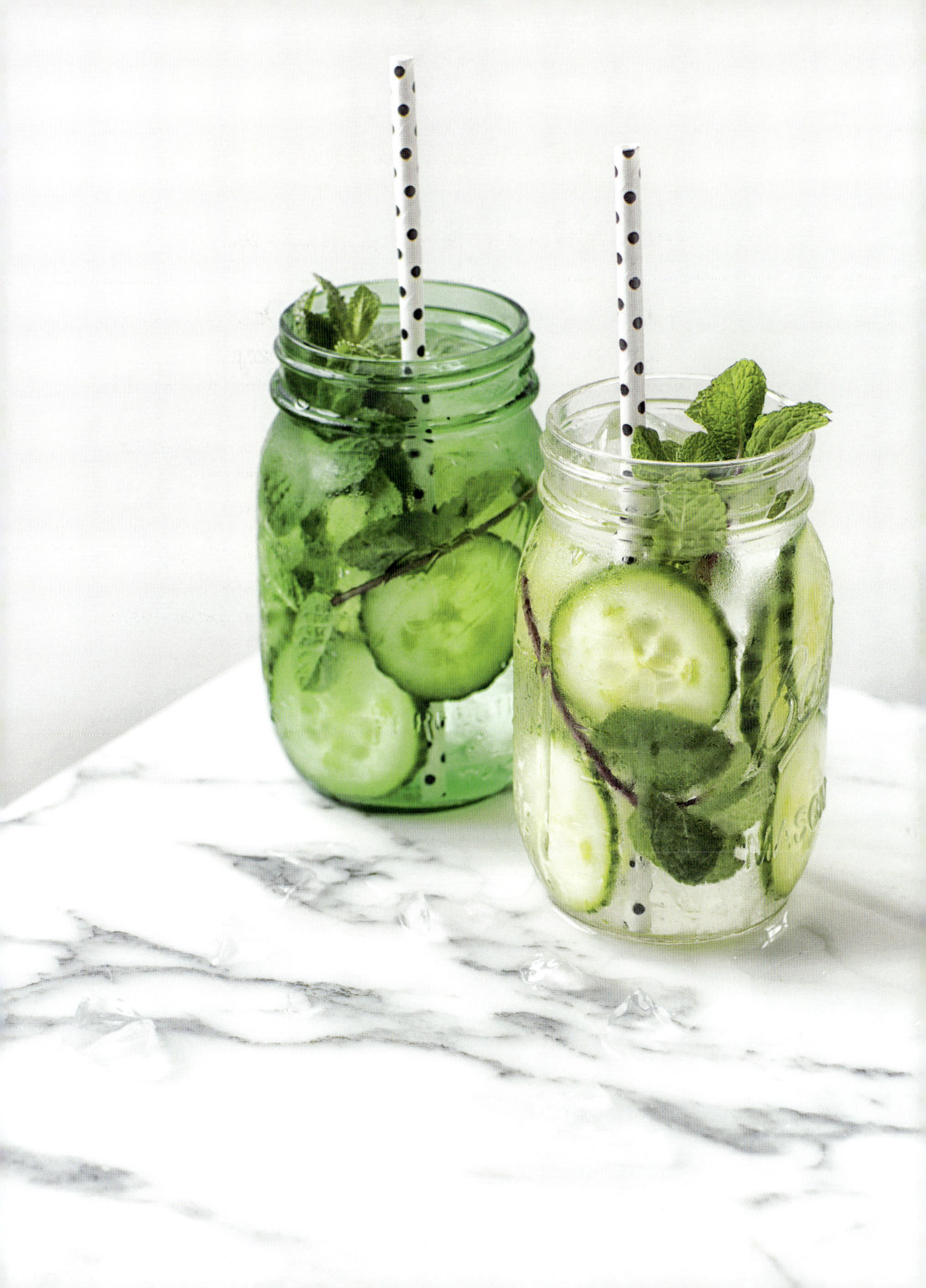

Tomate + Sellerie mit Pfeffer

Für 1 Glas mit 500 ml • Zubereitung: 10 Min. • Schwierigkeitsgrad: einfach • Kosten: €

Die Zutaten

Tomate	1 kleine
Staudensellerie mit Grün	1 Stange
Pfeffer	5 Körner
Mineralwasser	etwa 400 ml
Eiswürfel	

Das Rezept

1. Tomate und Sellerie waschen.

2. Die Tomate mit dem Gemüsehobel in feine Scheiben schneiden. Die Selleriestange in Stifte schneiden. Das Grün aufbewahren.

3. Erst die Tomatenscheiben und dann die Selleriestifte in das Glas füllen. Die Pfefferkörner zugeben. Einige Eiswürfel und das Selleriegrün zufügen. Das Glas bis zum Rand mit dem Mineralwasser auffüllen.

4. Das Glas verschließen und das Getränk über Nacht im Kühlschrank ziehen lassen, am nächsten Morgen mit einem Trinkhalm servieren.

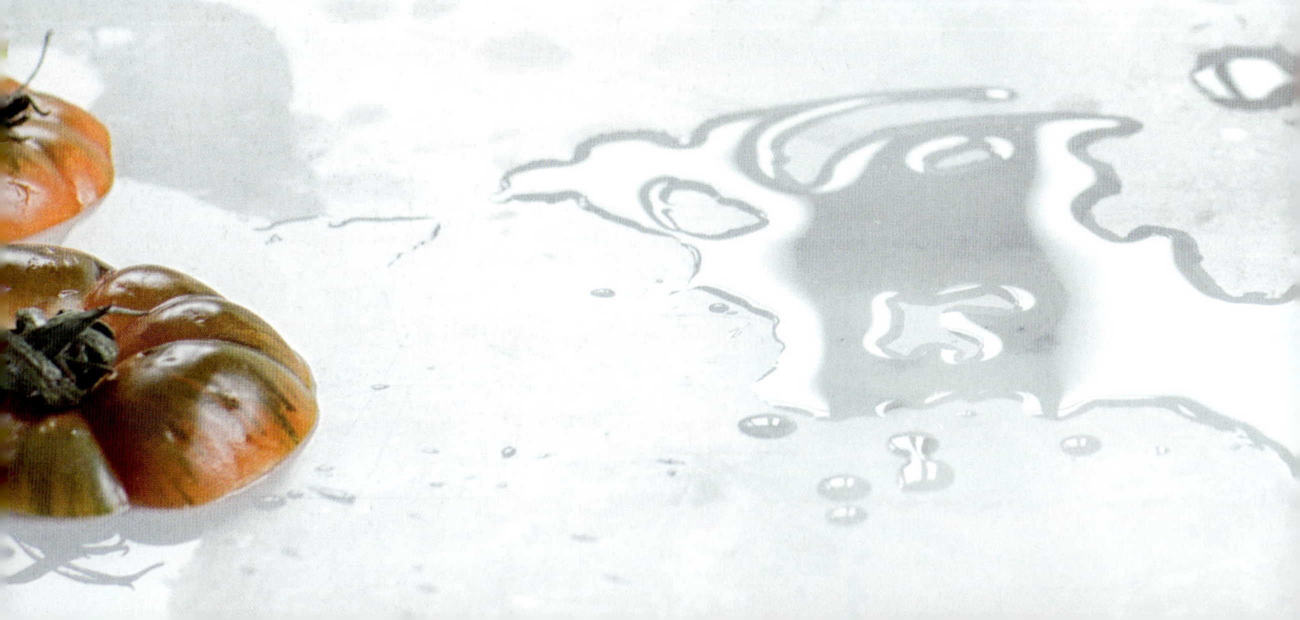

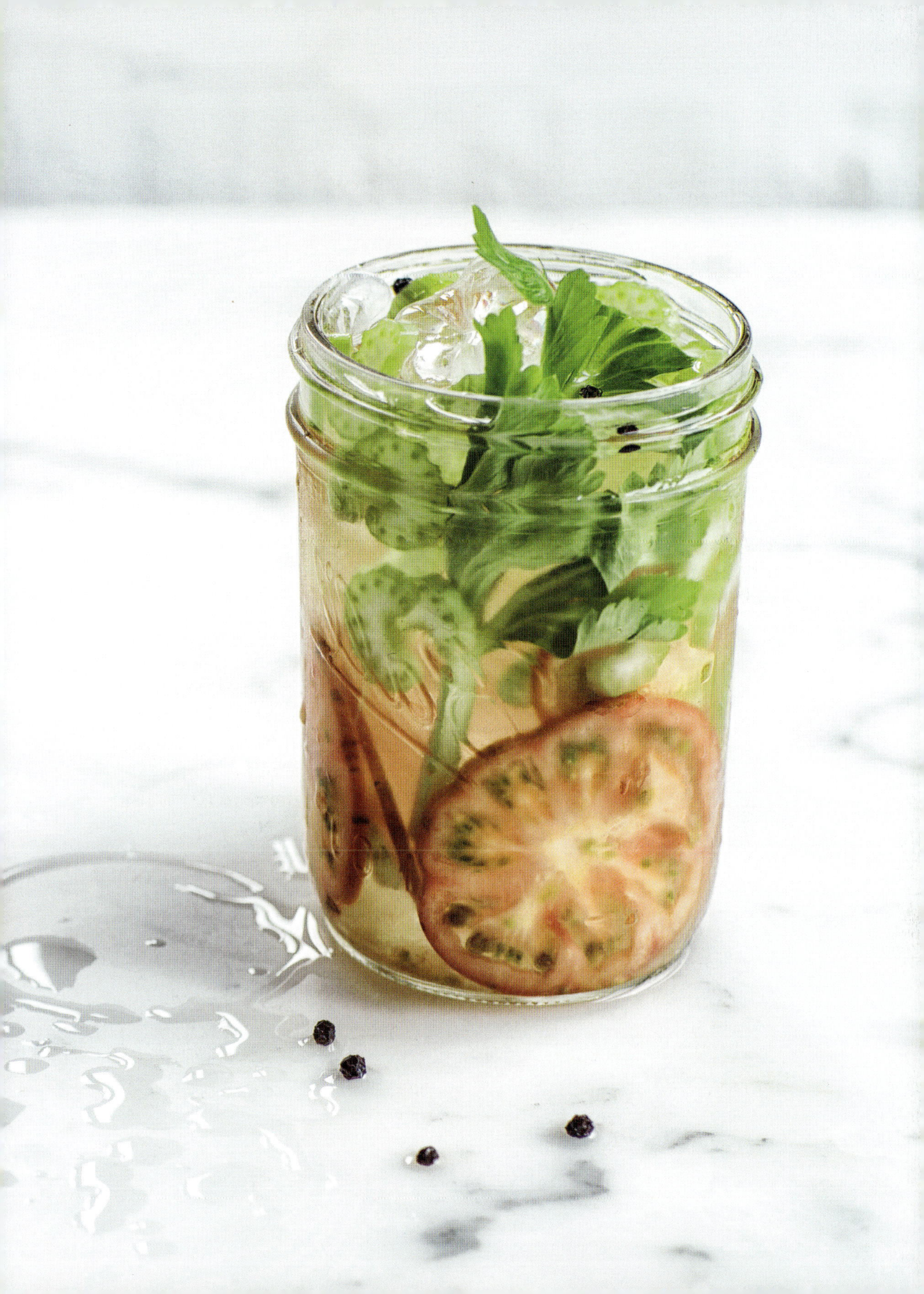

GRÜNTEE + ZITRONE MIT ZITRONENTHYMIAN

Für 1 Glas mit 500 ml • Zubereitung: 20 Min. • Schwierigkeitsgrad: einfach • Kosten: €

Die Zutaten

grüner Tee .... 1 Beutel
Zitrone .... ½
frischer Zitronenthymian .... einige Zweige
Eiswürfel

Das Rezept

1. Den Grüntee mit 500 ml heißem (etwa 70–80 °C) Wasser überbrühen und einige Minuten ziehen lassen. Den Beutel entfernen und den Tee erkalten lassen.

2. Die Zitrone sorgfältig unter heißem Wasser abbürsten und mit dem Gemüsehobel in feine Scheiben schneiden. Die Thymianzweige waschen.

3. Die Zitronenscheiben in das Glas füllen. Einige Eiswürfel und die Thymianzweige zufügen. Das Glas bis zum Rand mit dem Grüntee auffüllen.

4. Das Glas verschließen und das Getränk über Nacht im Kühlschrank ziehen lassen, am nächsten Morgen mit einem Trinkhalm servieren.

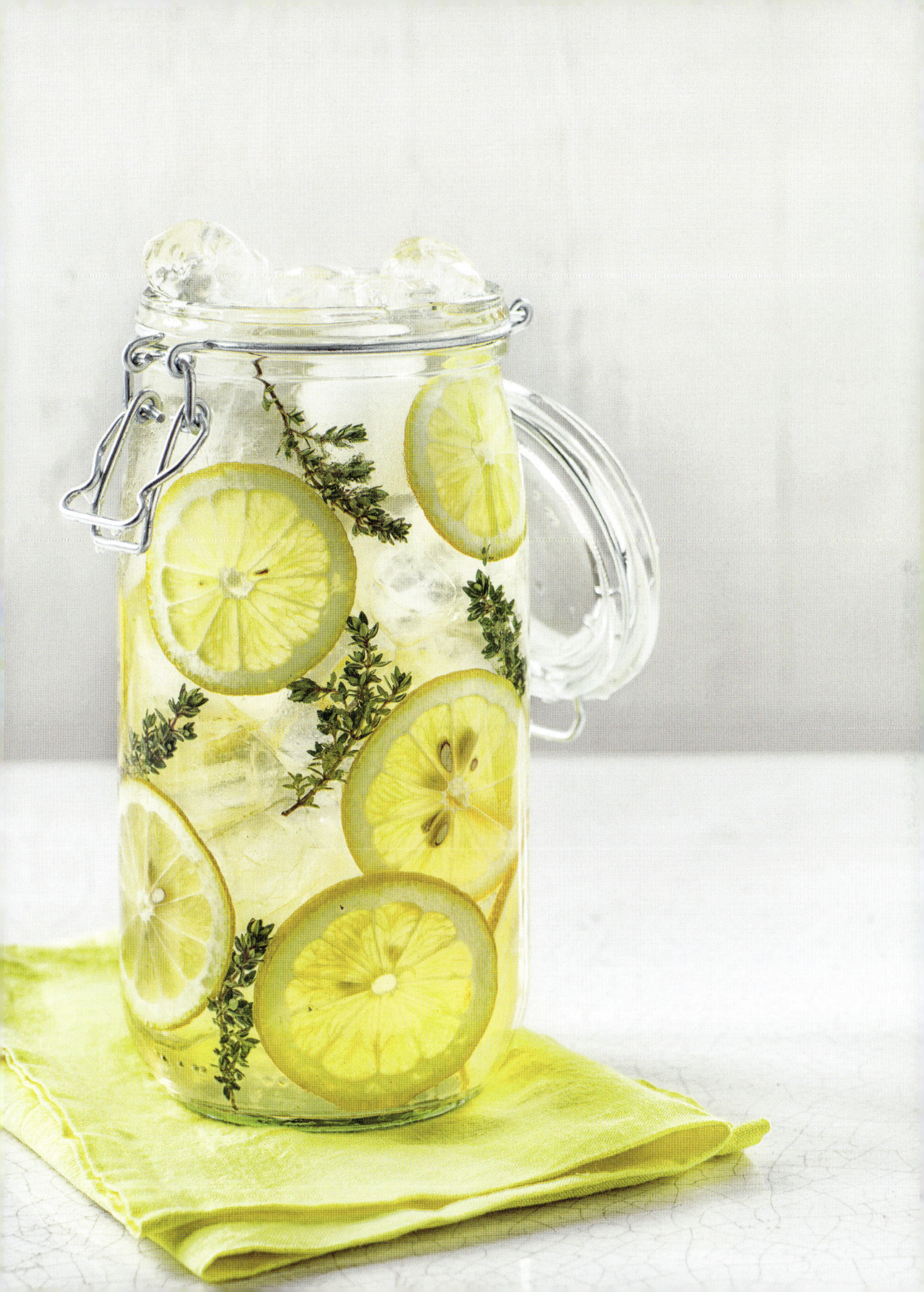

SELLERIE + ROTE BETE MIT THYMIAN + BIRKENSAFT

Für 1 Glas mit 500 ml • Zubereitung: 10 Min. • Schwierigkeitsgrad: einfach • Kosten: €€

Die Zutaten

Staudensellerie mit Grün........................1 Stange
rohe Rote Bete ....½
frischer Thymian........................... einige Zweige
Birkensaft (Reformhaus oder Bioladen)........ 1 EL
Mineralwasser ....etwa 400 ml
Eiswürfel

Das Rezept

1. Sellerie, Rote Bete und Thymianzweige waschen.

2. Die Rote Bete schälen und mit dem Gemüsehobel in feine Scheiben schneiden. Den Sellerie in Stücke teilen.

3. Die Rote-Bete-Scheiben in das Glas füllen, dann Selleriestücke, Selleriegrün und Birkensaft zugeben. Einige Eiswürfel und die Thymianzweige zufügen. Das Glas bis zum Rand mit dem Mineralwasser auffüllen.

4. Das Glas verschließen und das Getränk über Nacht im Kühlschrank ziehen lassen, am nächsten Morgen mit einem Trinkhalm servieren.

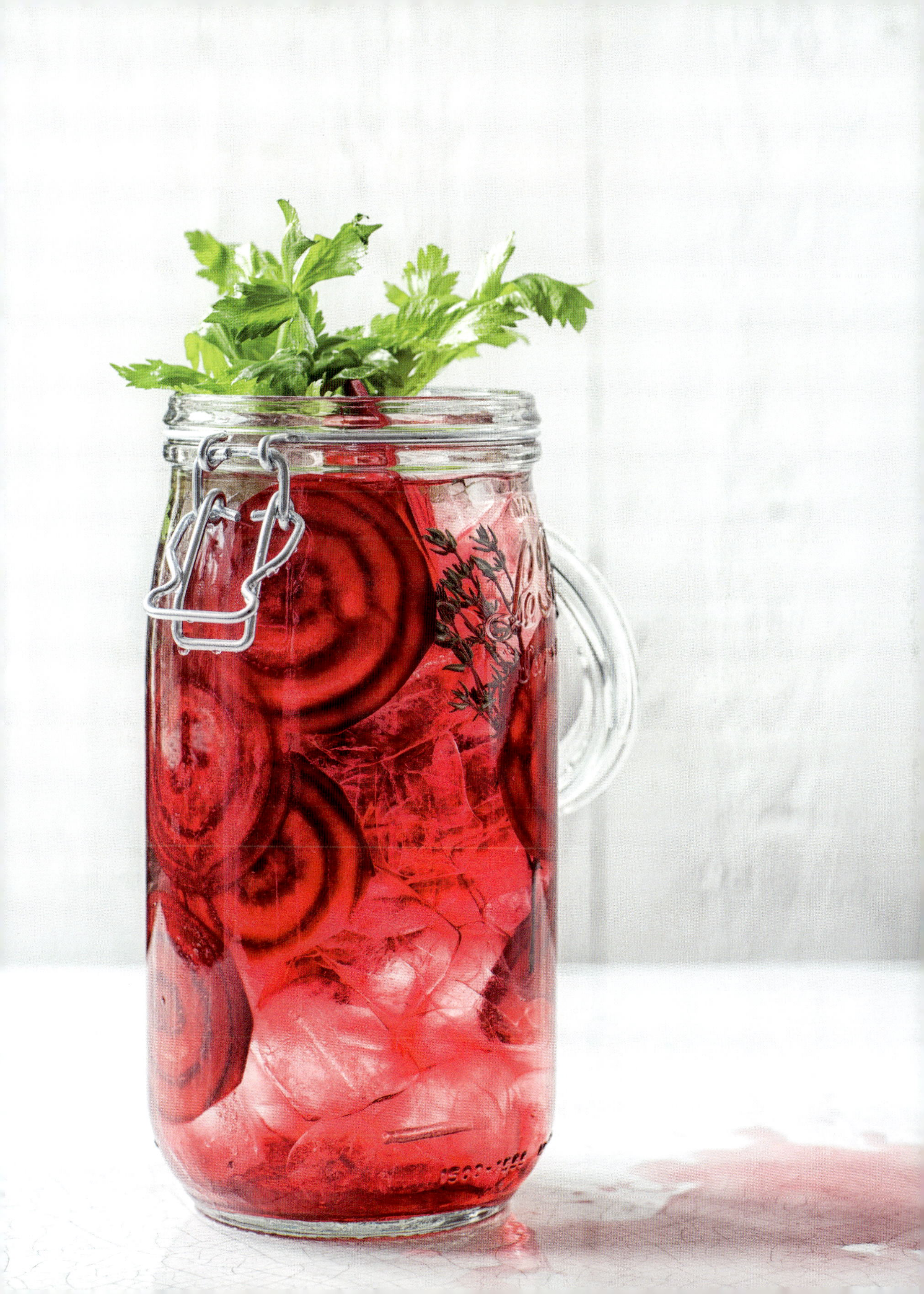

GURKE + NEKTARINE MIT ZITRONENTHYMIAN

Für 1 Glas mit 500 ml • Zubereitung: 10 Min. • Schwierigkeitsgrad: einfach • Kosten: €

Die Zutaten

Gurke .... ¼
Nektarine .... ½
frischer Zitronenthymian .... einige Zweige
Mineralwasser .... etwa 400 ml
Eiswürfel

Das Rezept

1. Gurke, Nektarine und Thymianzweige waschen.

2. Die Gurke mit dem Gemüsehobel in feine Scheiben schneiden. Die Nektarine vierteln, die Viertel halbieren.

3. Erst die Gurkenscheiben, dann die Nektarinenspalten in das Glas füllen. Einige Eiswürfel und die Thymianzweige zufügen. Das Glas bis zum Rand mit dem Mineralwasser auffüllen.

4. Das Glas verschließen und das Getränk über Nacht im Kühlschrank ziehen lassen, am nächsten Morgen mit einem Trinkhalm servieren.

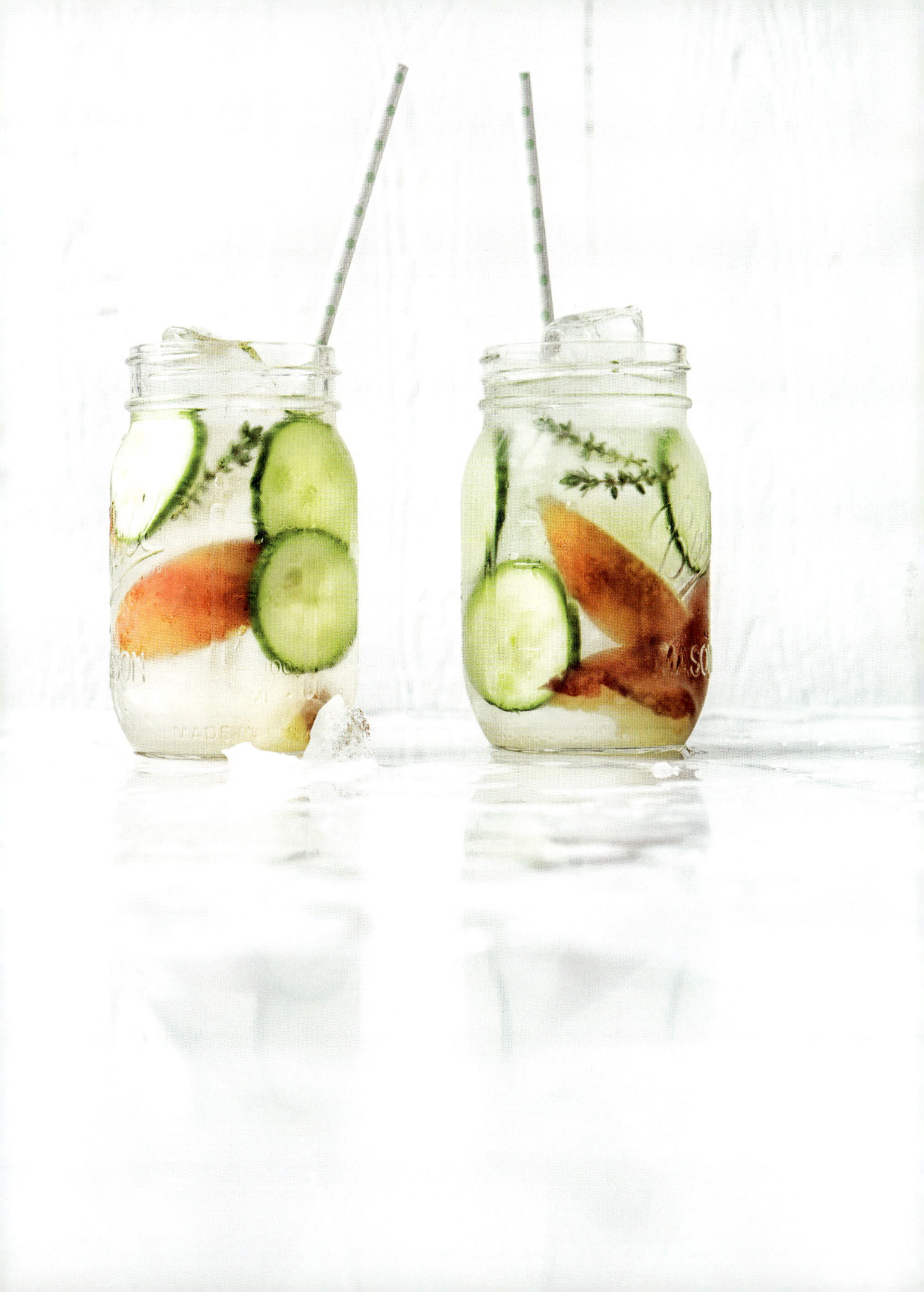

GRAPEFRUIT MIT ROSMARIN

Für 1 Glas mit 500 ml • Zubereitung: 5 Min. • Schwierigkeitsgrad: einfach • Kosten: €

Die Zutaten

Pink Grapefruit...½
frischer Rosmarin ....1 Zweig
Mineralwasser ....etwa 400 ml
Eiswürfel

Das Rezept

1. Die Grapefruit sorgfältig unter heißem Wasser abbürsten. Den Rosmarinzweig waschen.

2. Die Grapefruit mit dem Gemüsehobel in feine Scheiben schneiden.

3. Die Grapefruitscheiben in das Glas geben. Einige Eiswürfel und den Rosmarinzweig zufügen. Das Glas bis zum Rand mit dem Mineralwasser auffüllen.

4. Das Glas verschließen und das Getränk über Nacht im Kühlschrank ziehen lassen, am nächsten Morgen mit einem Trinkhalm servieren.

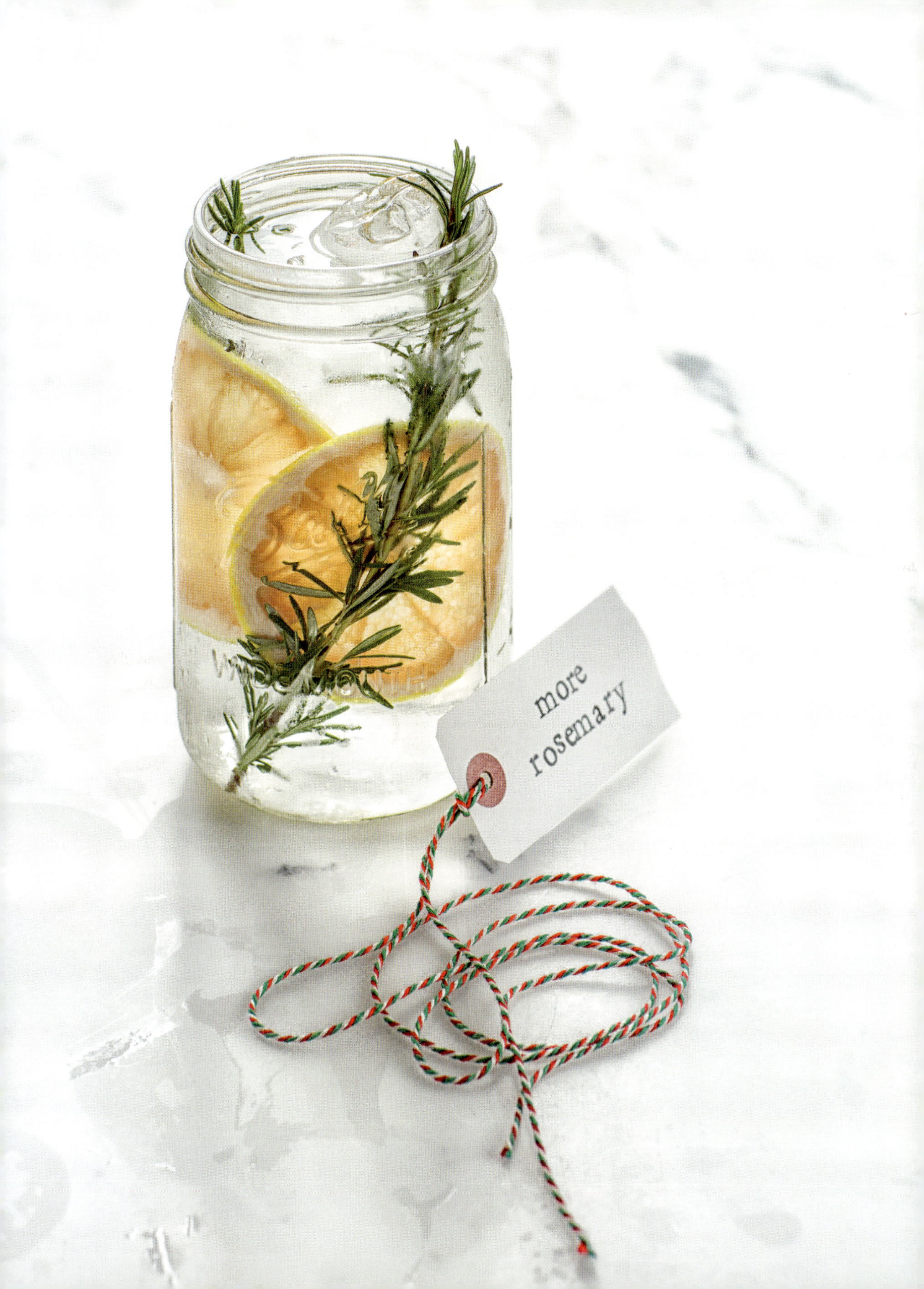
more
rosemary

Die geniale Art des Nudelkochens

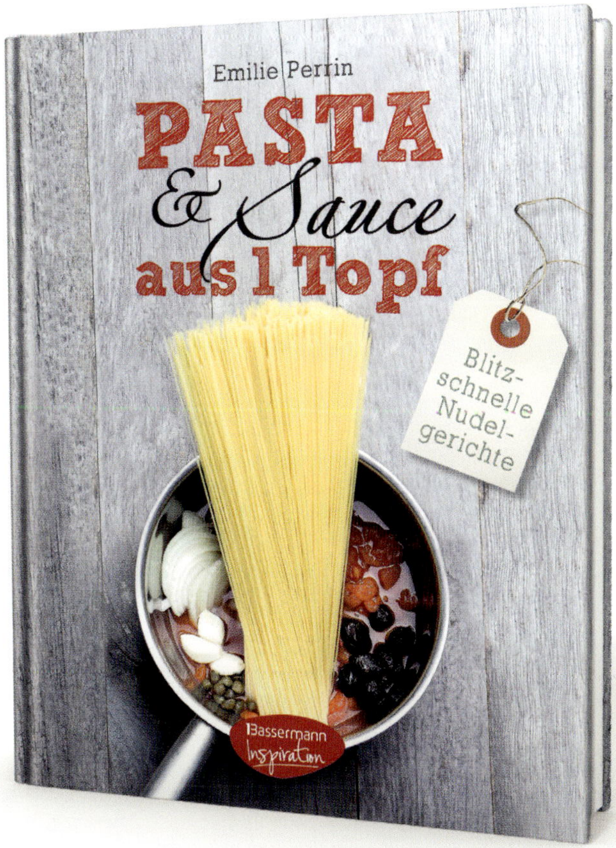

80 Seiten, zahlreiche Farbfotos

ISBN 978-3-572-08215-5

Pasta blitzschnell und (fast) ohne Abwasch. Alle Zutaten kommen in einen Topf und garen mit etwas Wasser zu einem köstlichen Gericht. Denn die Nudeln kochen nicht wie sonst in Salzwasser, sondern sie nehmen bei dieser Methode die Aromen aller Zutaten auf. In 10 bis 15 Minuten ist das perfekte Pastagericht fertig!

Besuchen Sie uns auch auf

Bassermann Inspiration

www.bassermann-verlag.de

ISBN 978-3-572-08216-2
1. Auflage

Umschlaggestaltung: Atelier Versen, Bad Aibling
Fotos: Frédéric Lucano
Foodstyling: Sonia Lucano
Herstellung: Elke Cramer
Projektleitung: Anja Halveland

Realisation der deutschen Ausgabe: trans texas publishing services GmbH, Köln
Übersetzung: Lisa Heilig, Köln

Druck und Verarbeitung: Druckerei Theiss, St. Stefan im Lavanttal
Printed in Austria

FSC www.fsc.org
MIX
Papier aus verantwortungsvollen Quellen
FSC® C012536

Verlagsgruppe Random House FSC® N001967

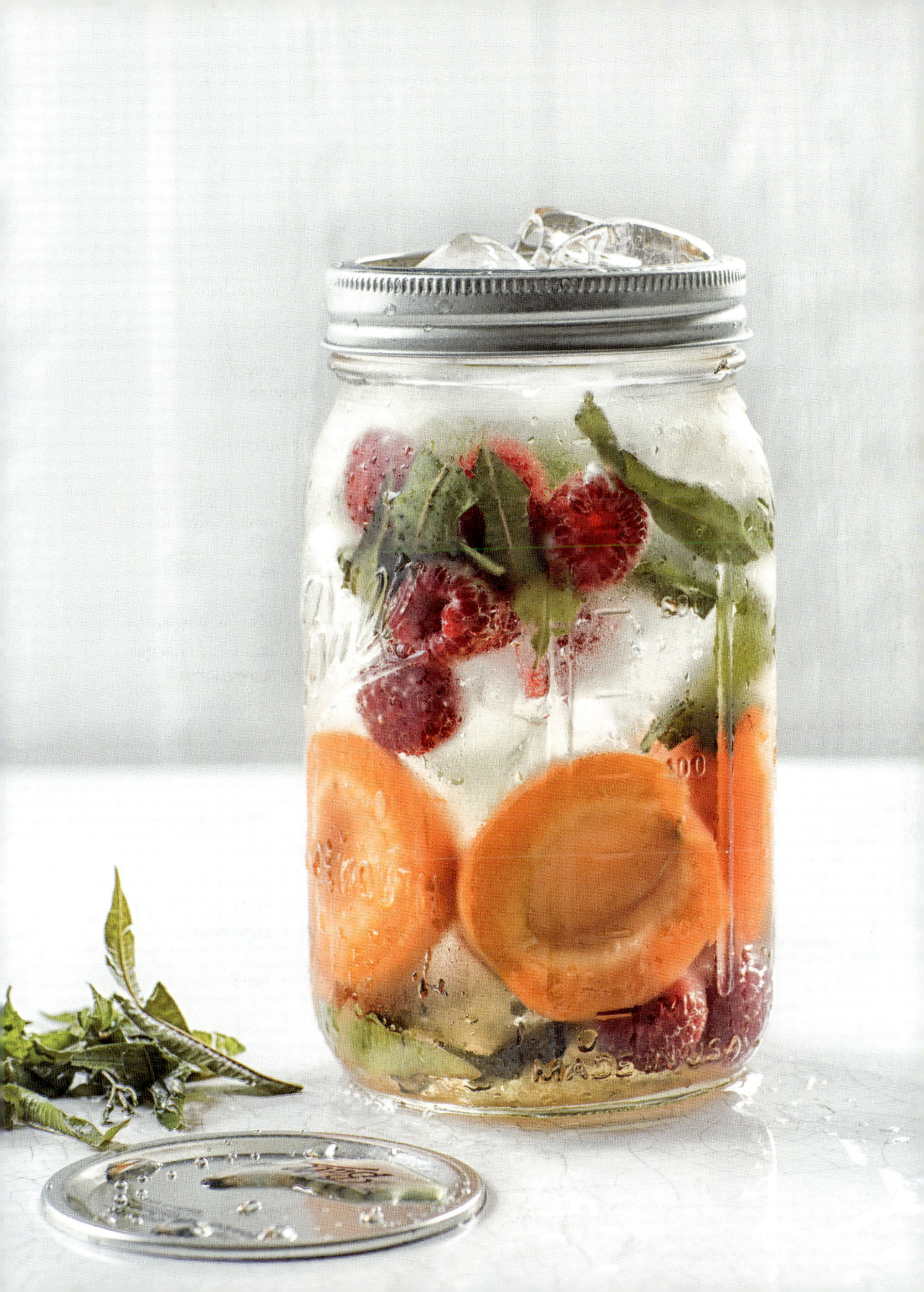

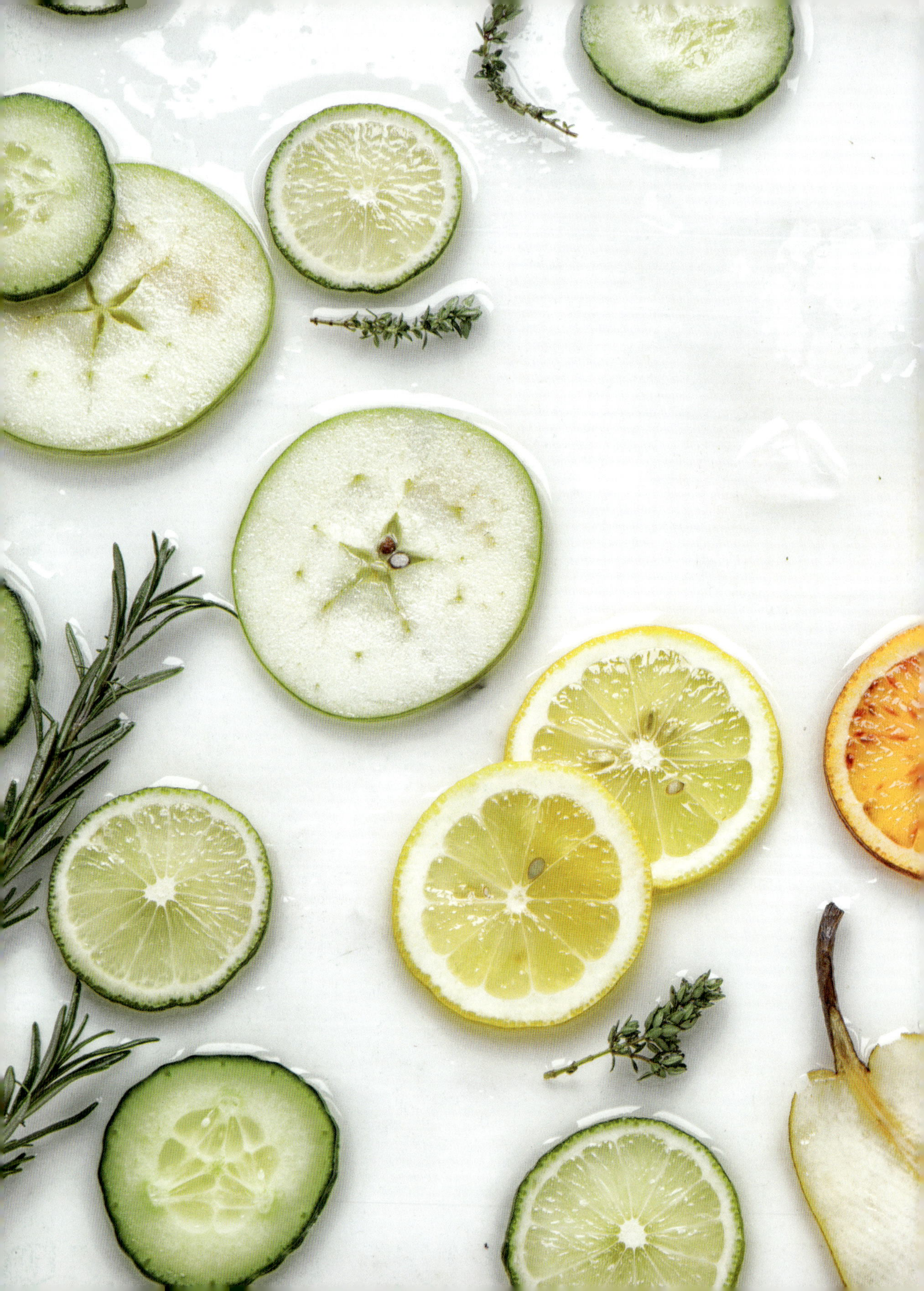